Ernährung für Tänzer

Liane Simmel, Eva-Maria Kraft

Ernährung
für Tänzer

Grundlagen

Leistungsförderung

Praxistipps

Mit Illustrationen von Anna Holter

HENSCHEL

www.henschel-verlag.de
www.seemann-henschel.de

Bibliografische Information der Deutschen Nationalbibliothek:
Die Deutsche Nationalbibliothek verzeichnet diese Publikation in der Deutschen Nationalbibliografie; detaillierte bibliografische Daten sind im Internet über http://dnb.dnb.de abrufbar.

ISBN 978-3-89487-775-0

Hinweis: Das vorliegende Buch wurde sorgfältig recherchiert. Alle angegebenen Richtlinien orientieren sich an den allgemeinen Vorgaben der deutschen, österreichischen und schweizerischen Gesellschaften für Ernährung (DGE, ÖGE, SGE). Abweichungen davon ergeben sich durch spezifische Anforderungen an Tänzer. Trotz aller Sorgfalt können Aussagen, die hier als richtig dargestellt werden, in einigen Jahren als überholt gelten, daher erfolgen alle Angaben ohne Gewähr. Weder die Autorinnen noch der Verlag übernehmen Haftung für eventuelle Nachteile oder Schäden, die aus der Nutzung der im Buch dargestellten Informationen entstehen.

Aus Gründen der besseren Lesbarkeit wird durchgängig die männliche Form verwendet; der Begriff „Tänzer" steht daher stellvertretend für beide Geschlechter. Da mehr als zwei Drittel der Tänzer Frauen sind, hätten wir auch „Tänzerin" als Synonym für beide Geschlechter wählen können. Doch dies hätte das immer noch weitverbreitete Vorurteil gestärkt, dass Tanzen hauptsächlich für Frauen interessant wäre. Und das ist nicht Ziel dieses Buchs.

Umschlaggestaltung: Claudia Ott, Frankfurt am Main
Titelbild: © Bettina Stöß, Berlin
Lektorat: Paula Eisler
unter Mithilfe von May-Britt Andreasson und Sabine Schäferle
Gestaltung und Satz: WERK & SATZ, Alexander Burgold und Gunnar Driesner GbR, Berlin
Druck und Bindung: Westermann Druck Zwickau GmbH
Printed in Germany

Professionelles Tanzen ist eine immense Herausforderung: Notwendig ist nicht nur eine exzellente Technik, sondern auch ein gesunder Ausgleich zwischen Körper und Seele. In dieser Hinsicht ist es für Tänzer von großer Bedeutung, sich durch eine ausgewogene Ernährung die Freiheit für ihre Bühnenpräsenz zu ermöglichen. Ich freue mich, dass nun ein fundiertes Buch zu diesem Thema erscheint.

John Neumeier

Dieses Buch richtet sich an alle Tänzer, die …

… Essen als eine wichtige Unterstützung für ihre Gesundheit und ihre Leistungsfähigkeit im Tanz nutzen wollen.

… sich jenseits von widersprüchlichen Ernährungstipps und Verlockungen der Werbung einen gesunden Speiseplan zusammenstellen wollen.

… keinen strikten Ernährungsplan suchen, sondern einfache Prinzipien abseits vom Kalorienzählen, mit denen sie ihre eigenen, individuellen Ernährungsstrategien entwickeln können.

Inhalt

Anhang

Zum Start

Ein Ernährungsbuch für Tänzer, während die Regale bereits überquellen von Essensratgebern für Sportler, Ernährungstipps für die optimale Figur und Iss-Dich-Gesund-Anleitungen – muss das sein? Die klare Antwort: ja! Ein Ratgeber zur Ernährung im Tanz ist längst überfällig. Denn obwohl die gesundheits- und leistungsfördernde Wirkung von Essen seit Langem bekannt ist, wird über Ernährung im Tanz erstaunlich wenig gesprochen. Dabei liegt es auf der Hand: Wer sich schlecht ernährt und wenig trinkt, tanzt mit angezogener Handbremse; körperliche Höchstleistung ist nicht möglich, wenn wichtige Energie- und Baustoffe fehlen.

Um als Tänzer fit und leistungsstark zu sein, sind gesunde Ernährung und optimales Trinken genauso wichtig wie regelmäßiges Training.

Doch die Welt des Tanzes macht ein gesundes Verhältnis zum Essen nicht immer leicht. Das Bild der superschlanken Tänzerin, das Image von Perfektion und absoluter Körperbeherrschung lassen oft wenig Platz für genussvolles und intuitives Essen. Dabei wäre es heute so einfach wie nie, sich vielfältig und abwechslungsreich zu ernähren, vorausgesetzt, man findet sich in dem überwältigenden Angebot an Lebensmitteln zurecht. Leicht unterliegen wir den Verführungsstrategien der Werbung und greifen zu Produkten, die kaum das halten, was sie versprechen. Und die zahlreichen dogmatischen Ernährungsempfehlungen, die je nach Mode mehr oder weniger schnell wieder von der Bildfläche verschwinden, bieten oft nur wenig Unterstützung bei der Suche nach der persönlichen Optimalernährung. So fühlen sich viele Tänzer alleingelassen mit der Frage, was, wann und wie sie am besten essen, um sich dauerhaft für den Tanz fit zu halten.

Ähnlich wie im Tanz gibt es auch in der Ernährung unterschiedliche Stilrichtungen. Ob fleischlos oder vegan, ob mediterran oder asiatisch – jeder hat seine Vorlieben und seinen eigenen Geschmack. Und ebenfalls in Analogie zum Tanz gilt: Je mehr unterschiedliche Stile man kennt, desto leichter fällt die Entscheidung, womit man sich wohlfühlt.

Dieses Buch bietet einen Überblick über die Grundlagen der Ernährung im Tanz, gibt Hilfestellungen und Tipps für ihre praktische Umsetzung im Alltag und schult den Blick auf die eigenen Ernährungsgewohnheiten. Damit man als Tänzer auch in der Ernährung das nutzen kann, was viele Zuschauer am Tanz begeistert: eine bunte Vielfalt – je nach Geschmack in unterschiedlichen Kombinationen serviert.

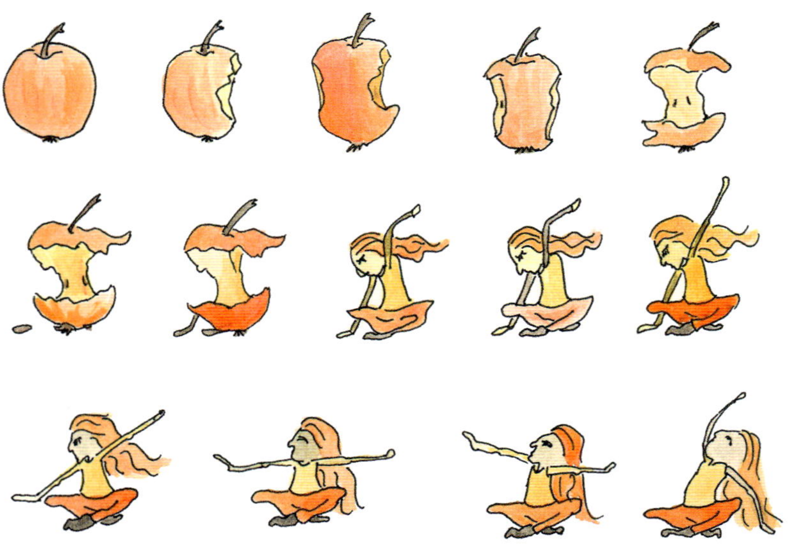

1

Die Basis – ein Überblick

Warum essen wir? Die Wissenschaft liefert darauf eine klare Antwort. In jeder Sekunde laufen ca. 10^{30} chemische Reaktionen im Körper ab. Jeden Tag sterben 600 Milliarden Zellen, ebenso viele werden neu gebildet und reihen sich reibungslos wieder in das System ein. Tanzen fordert den Stoffwechsel weiter: Körperliche Aktivität führt zu Mikroverletzungen in den Geweben und erhöht die Menge an Abfallprodukten. Über komplexe biochemische Vorgänge wird verletztes Gewebe wieder neu gebildet, werden Stoffwechselprodukte abgebaut und aus dem Körper ausgeschieden. Das funktioniert nur mit Hilfe von außen: Über die Nahrung führen wir unserem Körper die nötigen Nährstoffe zu, liefern ihm genügend Energie und ausreichend Baumaterial, um die Auf- und Umbauvorgänge zu bewältigen. Doch wer denkt schon an die Stoffwechselvorgänge seines Körpers, wenn er in einen saftigen Apfel beißt? Der Genuss beim Essen, die „emotionale Befriedigung", dürfte bei den meisten Menschen dominieren, wenn es darum geht, was, wie und wie viel sie essen. In unseren Breiten essen viele aus Geselligkeit oder Langeweile, zur Belohnung oder zum Stressabbau und weniger aus einem Urgefühl des Menschen heraus – aus Hunger.

Die Ernährungswissenschaft bringt Licht in den Dschungel der menschlichen Ernährung. Ihre Einteilung der Nahrung in Nährstoffgruppen erlaubt zwar einen besseren Überblick, die Vielfalt der Natur kann sie jedoch nicht widerspiegeln. Denn im Körper wirken Nahrungsmittel nicht aufgrund ihrer einzelnen Bestandteile, sondern durch ihre komplexe Zusammensetzung, ihr ausgeklügeltes Zusammenspiel und ihre zahlreichen Wechselwirkungen. Erst die Kombination aus Makro- und

Mikronährstoffen, der Mix aus Kohlenhydraten, Fett und Eiweiß mit Mineralstoffen, Vitaminen und sekundären Pflanzenstoffen, macht das Lebensmittel zu einer idealen Energie- und Baustoffquelle für den menschlichen Körper und ermöglicht seine optimale Aufnahme und Verarbeitung im Organismus.

Tab. 1.1: Überblick über die Nährstoffgruppen

Makronährstoffe	Kohlenhydrate
	Fette
	Eiweiß
Mikronährstoffe	Vitamine (organisch)
	Mineralstoffe (anorganisch): Mengen- und Spurenelemente
Sonstige Nahrungsinhaltsstoffe	Sekundäre Pflanzenstoffe
	Ballaststoffe

Tanzen braucht Energie

Tanzen strengt an: Die Muskeln arbeiten, die Herzfrequenz steigt, die Atmung wird beschleunigt, das Nervensystem läuft auf Hochtouren. All diese Vorgänge brauchen Energie. Doch Energie kann der menschliche Organismus nicht selbst herstellen; die einzige Energiequelle für den Körper ist die Nahrungszufuhr von außen. Ein Körper ohne Nahrung ist wie ein Auto ohne Benzin – es läuft nichts. Und wie der Tank im Auto, der den Treibstoff für die nächste Fahrt vorrätig hält, verfügt auch der menschliche Organismus über Vorratssysteme, mit denen er die Energie aus der Nahrung zur späteren Nutzung speichern kann. Das ist durchaus sinnvoll, denn sonst müssten wir den ganzen Tag mit Essen verbringen.

Zwei unterschiedliche Speichersysteme stehen dem Organismus zur Verfügung, um überschüssige Nahrungsenergie auf Vorrat zu deponieren: Kohlenhydrate werden in Form von Glykogen sowohl in der Leber als auch direkt in der Muskulatur gespeichert. Das hat Vorteile, denn so kann die im Tanz benötigte Energie gleich da bereitgestellt werden, wo sie gebraucht wird: im Muskel. Doch leider ist die Kapazität der Glykogenspeicher recht überschaubar, für die Speicherung größerer Energiemengen muss der Körper daher auf ein anderes Speichersystem zurückgreifen: das Fettgewebe. Wird überschüssige Nahrung in Fett umgewandelt, kann sie hier fast unbegrenzt für später gelagert werden; das Fettgewebe ist unser größter Energiespeicher.

Energie kann der Körper entweder direkt aus der Nahrung oder aus seinen Speicherdepots gewinnen. In beiden Fällen erfolgt die Bereitstellung nach dem gleichen Grundprinzip: Durch Spaltung von komplexen Nahrungs- oder Speichermolekülen in ihre kleinen und kleinsten Bausteine – auch als „Verbrennung" bezeichnet – wird Energie gewonnen, die der Körper je nach Bedarf für körperliche und geistige Tätigkeiten oder einfach nur für den Stoffwechsel einsetzt. Denn schon im Ruhezustand finden im Körper unzählige chemische Prozesse statt und die Gewebe sind im ständigen Umbau. Wird der Körper zusätzlich gefordert – sei es durch Training, bei Verletzungen oder durch Wachstum – dann steigt der Bedarf: Für die notwendigen Um- und Aufbauprozesse müssen weitere Energie- und Baustoffe bereitgestellt werden. Fehlen die nötigen Reserven und können diese über die Nahrung nicht rasch genug nachgeliefert werden, fährt der Organismus auf Sparflamme. Dann werden wichtige Reparaturvorgänge vernachlässigt, es kommt zum Abbau von Körpergewebe.

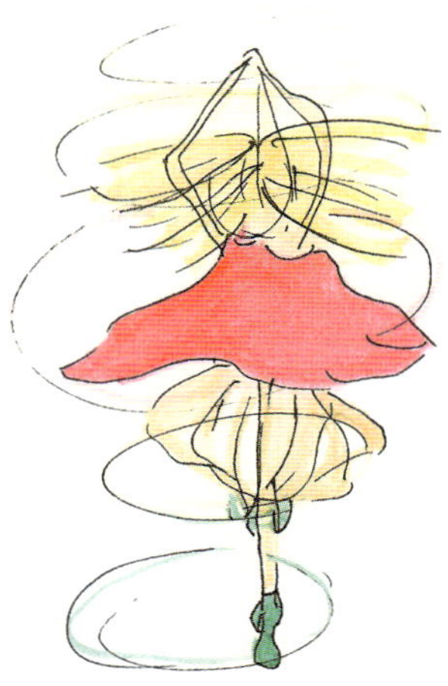

Unter Normalbedingungen folgt der Organismus einer klaren Vorgabe: Kurzfristig benötigte Energie wird durch den Abbau von Kohlenhydraten gewonnen, langsame und längerfristige Energiebereitstellung erfolgt durch den Abbau von Fett. Ein Tabu ist die Energiegewinnung über den Eiweißabbau. Nur im äußersten Notfall, wenn keine anderen Reserven mehr zur Verfügung stehen, wird auch das körpereigene Baueiweiß angegriffen.

Energiebereitstellung – der Sauerstoff entscheidet

Sauerstoff ist lebenswichtig, das weiß jeder. Doch weniger bekannt ist, dass Sauerstoff darüber bestimmt, wie und in welcher Menge der Körper Energie gewinnt. Denn die Umwandlung von Nährstoffen in Energie erfolgt im Körper grundsätzlich auf zwei Arten: durch Zufuhr von Sauerstoff – aerob – oder unter Ausschluss von Sauerstoff – anaerob. Die Art der Belastung, ihre Dauer und Intensität entscheiden darüber, welche der beiden Wirkungsweisen zum Einsatz kommt.

Geringe Belastungsintensität bei längerer Belastungsdauer und ausreichende Sauerstoffversorgung, das sind die Voraussetzungen zur *aeroben* Energiegewinnung. Langsam und aufwendig werden hier unter Mitwirkung von Sauerstoff Kohlenhydrate und – bei längerer Belastungsdauer – Fette zur Energiegewinnung verbrannt. Was dabei an Abfallprodukten anfällt, kann der Körper problemlos entsorgen: Wasser wird über die Nieren ausgeschieden, Kohlendioxid über die Lunge abgeatmet. Das lässt den Muskel auch über längere Zeit fast ohne Ermüdung arbeiten. Doch im Tanz gelten meist andere Bedingungen: Für die hohe Intensität und die kurzen Belastungsspitzen, die für viele Tanzstile charakteristisch sind, reagiert das aerobe System zu träge und kommt daher nur bedingt zum Einsatz.

Hier greift der Körper zusätzlich auf die *anaerobe* Energiegewinnung zurück. Da sie ohne Sauerstoff abläuft, kann das System auch dann arbeiten, wenn der Körper rasch große Energiemengen benötigt, Atmung und Durchblutung mit der Anlieferung des Sauerstoffs aber nicht nachkommen. Doch leider ist diese schnelle Energiebereitstellung nicht von langer Dauer, denn der Brennstoff geht rasch zur Neige. Kohlenhydrate, die hier als Energielieferanten dienen, kann der Körper nur in relativ geringen Mengen speichern. Die Größe des Kohlenhydratreservoirs, der Glykogenspeicher, ist damit ausschlaggebend für die Länge der Belastbarkeit; nach 60 bis 90 Minuten intensiven Trainings sind diese Speicher erschöpft. Die bei der anaeroben Verbrennung anfallende Milchsäure, das Laktat, macht zudem dem Muskel die Arbeit schwer. Schon nach kurzer Zeit wird seine Leistungsfähigkeit gebremst; die Muskeln übersäuern, werden müde und schwer und setzen damit ihrerseits eine klare Grenze der Belastungsdauer.

Energie aus Kohlenhydraten:

Kohlenhydrate sind Allrounder. Sie können sowohl für die aerobe als auch für die anaerobe Energiegewinnung verwendet werden. Für schnelle Energie mit hohen Belastungsspitzen greift der Körper bevorzugt auf Kohlenhydrate zurück.

Energie aus Fetten:

Beim Abbau von Fett gewinnt der Körper fast doppelt so viel Energie wie bei der Verbrennung von Kohlenhydraten, doch die Fettverbrennung kann nur bei ausreichender Bereitstellung von Sauerstoff und mäßiger Belastungsintensität genutzt werden. Zudem kommt die Energiegewinnung aus Fett nur langsam in Schwung; erst nach ca. 30 Minuten leichter Belastung setzt eine nennenswerte Fettverbrennung ein. Fett ist daher als Hauptenergiequelle für den Körper wenig effizient.

Energie aus Eiweiß:

Die Hauptaufgabe von Eiweiß liegt im Aufbau von Körpersubstanz, nicht in der Energiegewinnung. Nur im Notfall, wenn nicht genügend Kohlenhydrat- und Fettreserven vorhanden sind, wird auch Eiweiß als Energiequelle angegriffen. Das ist aber wenig effizient, denn zur Verbrennung von Eiweiß braucht der Körper mehr Sauerstoff als für den Fett- oder Kohlenhydratabbau.

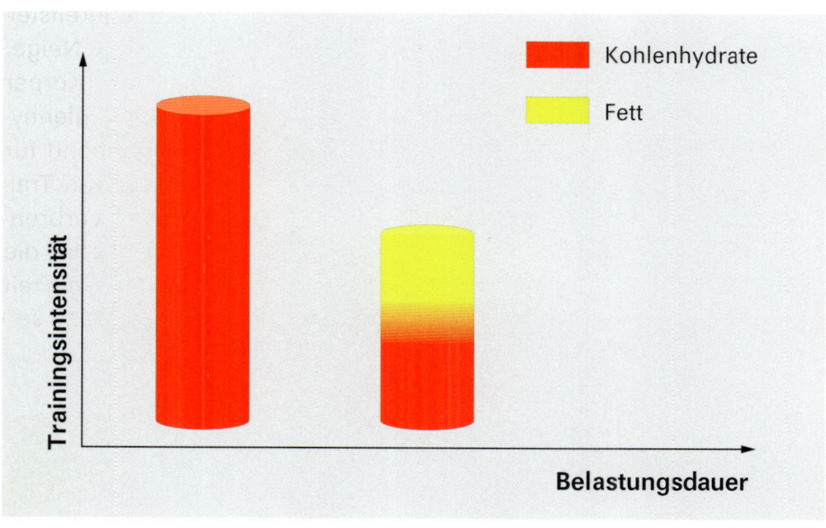

Abb. 1.1: Einfluss von Trainingsintensität und -dauer auf die Quelle der Energiegewinnung.

Verdauung – von der Nahrung zum Stoffwechsel

„Die Verdauung beginnt im Mund" – aus Sicht der Ernährungsmedizin ist das sicher korrekt. Doch beginnt die Entscheidung darüber, was wir verdauen, nicht bereits beim Einkaufen oder schon bei der Auswahl des Rezeptes, nach dem man kochen will? Denn schon hier entscheiden wir – bewusst oder unbewusst –, welche Nährstoffe wir dem Körper zuführen, welche Substanzen er verdauen und was später dem Stoffwechsel zur Verfügung stehen soll.

Ein Blick auf die Anatomie macht klar: Streng genommen besteht der Magen-Darm-Trakt aus einem langen Muskelschlauch, der im Mund beginnt und am Darmausgang endet. Auf seinem Weg durch den Körper formt er die Speiseröhre, die durch den Brustkorb zum Zwerchfell läuft und durch dieses hindurch in den Bauchraum gelangt. Links unterhalb des Zwerchfells mündet die Speiseröhre in eine halbmondförmige Aussackung: den Magen. Von dort windet sich der Muskelschlauch in zahlreichen Schlingen zunächst als Dünndarm durch den gesamten Bauchraum, um dann als Dickdarm wie ein umgekehrtes U den Dünndarm zu umrahmen und schließlich im Enddarm zu enden. Dank des

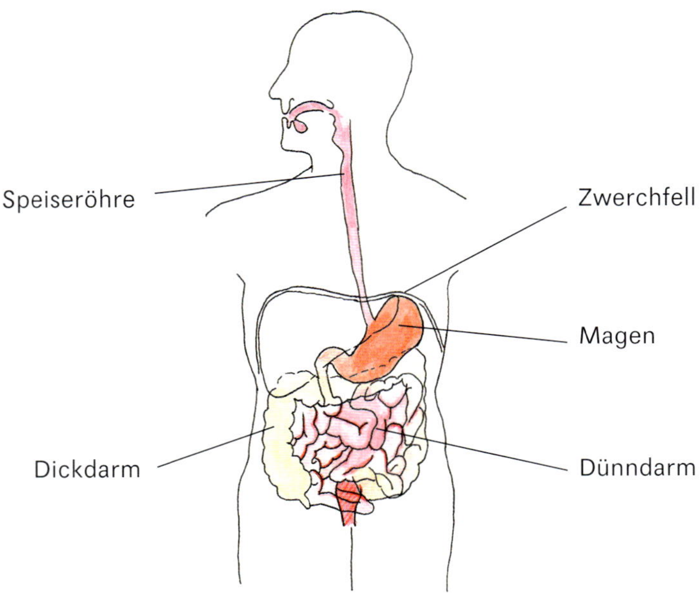

Abb. 1.2: Das Verdauungssystem: Ein Muskelschlauch verläuft durch den Körper.

ringförmigen Verlaufs ihrer Muskelfasern sorgen Magen- und Darmwand für den Weitertransport des Nahrungsbreis.

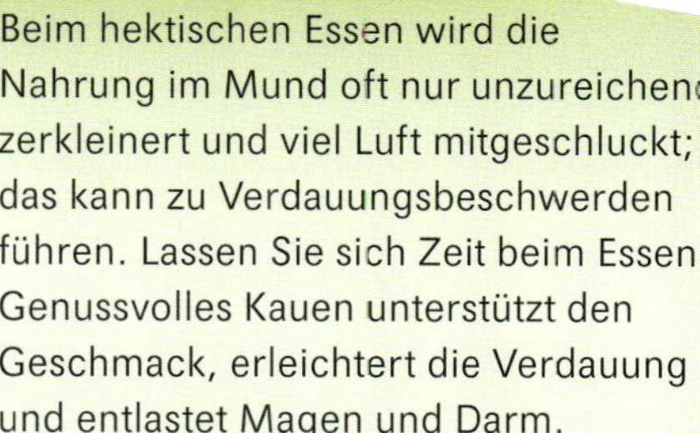

TIPP

Beim hektischen Essen wird die Nahrung im Mund oft nur unzureichend zerkleinert und viel Luft mitgeschluckt; das kann zu Verdauungsbeschwerden führen. Lassen Sie sich Zeit beim Essen! Genussvolles Kauen unterstützt den Geschmack, erleichtert die Verdauung und entlastet Magen und Darm.

Schon mit dem ersten Bissen beginnt der Verdauungsprozess. Ziel ist es, bereits im Mund die Nahrung in möglichst kleine Häppchen zu zerteilen, um so Magen und Darm die Arbeit zu erleichtern. Die Zähne sind dabei für die Grobzerkleinerung der Speisen zuständig. Jeder Bissen sollte gründlich gekaut werden, um die Nahrung optimal für den Weitertransport in den Magen vorzubereiten. Gleichzeitig beginnen Enzyme im Speichel, komplexe Kohlenhydrate zu einfachen Zuckermolekülen abzubauen (s. S. 22f.). Wer kennt nicht den süßlichen Geschmack von Brot oder Chips, wenn man sie intensiv kaut und lange im Mund behält?

Im Magen wird der Verdauungsprozess fortgesetzt. Hier wird der Speisebrei mithilfe der Magensäure chemisch weiter zerkleinert und für die Weitergabe an den Dünndarm vorbereitet. Dort findet das Fine-Tuning statt: Auch die restlichen Nahrungsbestandteile werden nun in ihre kleinsten Bausteine zerlegt, so klein, dass sie schließlich durch die Darmschleimhaut ins Blut aufgenommen werden können, wo sie dem Organismus für den Stoffwechsel zur Verfügung stehen. Dabei unterscheidet der Körper genau zwischen brauchbaren und unbrauchbaren Nahrungsbestandteilen. Unverdauliche Stoffe bleiben im Dünndarm zurück und wandern weiter in den Dickdarm. Dort wird dem Verdauungsbrei zum Abschluss noch ein Großteil des Restwassers entzogen, bevor er über den Enddarm ausgeschieden wird.

Stuhlgang – was ist normal?

Durchschnittlich braucht die Nahrung vom Mund bis zur Ausscheidung etwa ein bis drei Tage. Isst man viele Ballaststoffe, z. B. enthalten in Obst oder Gemüse, kann sich die täglich ausgeschiedene Menge von etwa 100–200 g auf bis zu 500 g erhöhen. Bei den meisten Menschen reicht der Inhalt des Dickdarms für einen Toilettengang pro Tag. Doch auch seltenerer Stuhlgang ist kein Anlass zur Sorge: Bis zu drei Toilettengänge pro Woche liegen noch im gesunden Bereich.

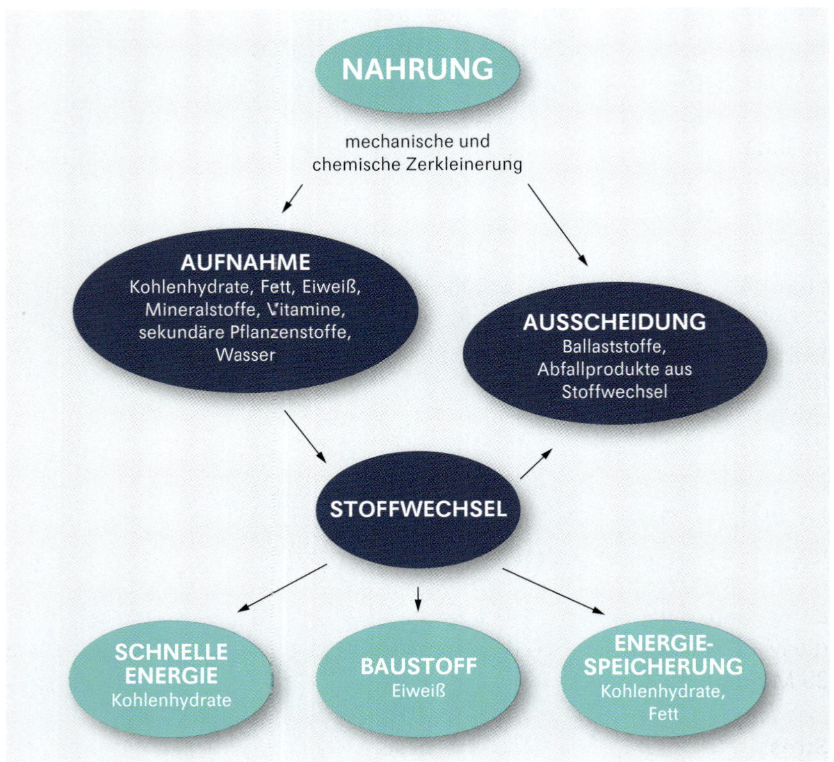

Abb. 1.3: Grundprinzipien der Verdauung und Nahrungsverwertung.

Das Verdauungssystem wird – wie alle Organe – vom vegetativen Nervensystem gesteuert. Sympathikus und Parasympathikus stehen hier in wechselseitiger Beziehung. Während der Sympathikus für Aktivität, Aktion und Stimulation zuständig ist, obliegt dem Parasympathikus unter anderem die Steuerung der Verdauung. Übernimmt einer der Partner das Kommando, so hält sich der andere zurück. Das kann zu Problemen führen, denn die hektisch verzehrte Hauptmahlzeit kurz vor dem Tanzen kann zum Spielball zweier gegensätzlicher Systeme werden: Während der Parasympathikus gerne die Verdauung einleiten möchte und dafür seinen Partner, den Sympathikus, in die Schranken weist, fordert das Tanzen vom Körper einen schnelleren Herzschlag, einen höheren Blutdruck und eine bessere Durchblutung der Muskulatur – alles Aufgaben des Sympathikus. So bleibt oft das auf der Strecke, was nicht die höchste Priorität hat: die Verdauung. Dann liegt der Pausensnack länger im Magen als gewöhnlich und kann beim Tanzen empfindlich stören.

Satt oder hungrig – der Magen gibt das Signal

Die Magendehnung leistet einen wichtigen Beitrag dazu, ob wir uns satt oder hungrig fühlen. Ist der Magen leer, signalisiert er „Hunger“ an das Gehirn und die Suche nach etwas Essbarem beginnt. Ist der Magen dagegen gefüllt, meldet er „satt“ an die Zentrale, ganz unabhängig von der Kalorienmenge, die sich im Magen befindet. Rasch verdauliche Nahrungsmittel sind nur recht kurzfristig sättigend, denn sobald der Magen wieder leer ist, ist der Hunger wieder da. Hier kann ein bisschen Fett im Essen helfen, denn Fett verlängert die Verweildauer der Nahrung im Magen. Doch Vorsicht bei sehr fettreicher Nahrung, sie kann über mehrere Stunden im Magen bleiben und dort beim Tanzen unangenehm auf und ab bewegt werden (s. Kap. 4, S. 88). Auch Flüssigkeit beeinflusst die Magendehnung. Doch das ist nur von kurzer Dauer, denn nach etwa 30 Minuten hat sie den Magen passiert.

Intensives Tanzen sorgt für eine Umverteilung des Blutes zugunsten der arbeitenden Muskulatur; im Gegenzug wird das Verdauungssystem weniger durchblutet. Die daraus resultierende Minderdurchblutung der Darmschleimhaut behindert die Nährstoffaufnahme; so kann es trotz hochwertiger Nahrung zu Mangelerscheinungen kommen.

Stress und Angst, wie beispielsweise bei Lampenfieber, können die Dehnbarkeit des Magens beeinträchtigen; schon geringe Füllmengen führen dann zur Sättigung. Ein Snack kurz vor der Vorstellung ist daher für den Magen rasch zu viel, kann im Extremfall sogar Übelkeit und Brechreiz auslösen. Schnelles Essen, Essen nebenbei beim Lesen, Fernsehen oder E-Mails Checken oder einfach der leckere Geschmack lassen das Sättigungsgefühl leicht überhören. Dann isst man – bewusst oder unbewusst – mehr, als einem gut tut. Ist „Überessen“ an der Tagesordnung, sollte man üben, gezielt auf seine Körpersignale zu hören. Dafür kann es hilfreich sein, beim Essen zwischendurch zu pausieren, um nachzuspüren, ob die Sättigung schon eingetreten ist. Auch sollte man sich von der Idee verabschieden, immer den Teller leer essen zu müssen. Reste können gut wiederverwertet werden und selbst im Restaurant ist das Einpackenlassen heute kaum noch ein Problem.

Ca. 1,5 Liter Fassungsvermögen besitzt der menschliche Magen, abhängig von Größe, Statur und Gewicht.

Energielieferant Kohlenhydrate

Kohlenhydrate sind die wichtigsten Energielieferanten für hohe körperliche Belastungen von kurzer Dauer, ideal also für das Belastungsprofil beim Tanzen. Sie liefern dem Tänzer Brennstoff für die Muskulatur und bilden die einzige Nahrungsquelle für die Versorgung von Gehirn und Nervensystem. Werden Kohlenhydrate im Körper verbrannt, ist der Sauerstoffverbrauch deutlich sparsamer als bei der Energiegewinnung aus Fett oder Eiweiß. Gründe genug, den Kohlenhydrathaushalt im Körper in Balance zu halten.

Je nach Länge ihrer Moleküle werden Kohlenhydrate in unterschiedliche Klassen eingeteilt. Die Glukose, wie sie im Traubenzucker vorkommt, oder die Fruktose im Obst werden als *Einfachzucker* bezeichnet. Sie können ohne weitere Verarbeitung direkt über die Darmwand ins Blut aufgenommen werden. Zu den *Zweifachzuckern* zählen die Saccharose, unser Haushaltszucker, sowie die Laktose in der Milch; auch sie gelangen schnell ins Blut und stehen rasch für die Energiegewinnung zur Verfügung. *Komplexe Kohlenhydrate* bestehen aus unterschiedlich langen Ketten von Zuckermolekülen. Nicht alle sind für den Menschen verwertbar. Unverdauliche Kohlenhydrate dienen als *Ballaststoffe*, sie verlangsamen die Magenentleerung sowie die Wanderung des Speisebreis durch den Darm und verzögern dadurch die Aufnahme auch schnell resorbierbarer Nährstoffe in den Organismus. Als Füllstoffe erhöhen sie das Volumen des Darminhaltes und stimulieren so die Verdauung (s. S. 19).

1 g Kohlenhydrate liefert 4 kcal.

Tab. 1.2: Einteilung der Kohlenhydrate

	Einteilung	Infos
Einfachzucker	Glukose (Traubenzucker) Fruktose (Fruchtzucker)	rasche Aufnahme
Zweifachzucker	Saccharose (Haushaltszucker) Laktose (Milchzucker)	rasche Aufnahme
Komplexe Kohlenhydrate	Stärke Glykogen	verzögerte Aufnahme
	Ballaststoffe	keine Aufnahme

Empfohlene Menge an Ballaststoffen pro Tag: 30 g für Erwachsene.

Damit verdaubare, komplexe Kohlenhydrate über die Darmwand ins Blut gelangen, müssen sie zuerst in ihre einzelnen Bausteine aufgespalten werden. Das braucht Zeit, und genau darin liegt der Vorteil gegenüber den einfachen Kohlenhydraten: Beim Verzehr von Vollkornbrot oder Naturreis müssen die langen Kohlenhydratketten erst einmal aus den unverdaulichen Ballaststoffen ausgeschält und anschließend klein geschnitten werden. Zuckermolekül für Zuckermolekül wird dann langsam in das Blut abgegeben und lässt den Blutzuckerspiegel ganz allmählich ansteigen. So bekommt der Körper Energie, die er gemächlich Kalorie für Kalorie verarbeiten kann. Ganz anders sieht das bei Traubenzucker oder Gummibärchen aus. Hier dringen die Zuckermoleküle ungebremst direkt ins Blut und der Blutzuckerspiegel schnellt in die Höhe. Sofort beginnt ein feines Regulierungssystem, das Insulin (s. S. 24), gegenzusteuern.

Kohlenhydrate sind in vielen Nahrungsmitteln enthalten, in Brot und Nudeln genauso wie in Obst und Gemüse. Da Pflanzen ihre Energie in Form von Kohlenhydraten speichern, sind pflanzliche Nahrungsmittel besonders kohlenhydratreich. Sind sie zudem technisch wenig verarbeitet, liefern sie neben Kohlenhydraten gleichzeitig wichtige Mineralstoffe, Vitamine und sekundäre Pflanzenstoffe.

Tab. 1.3: Wichtige Kohlenhydrat-Lieferanten

Nahrungsmittelgruppe	Beispiele
Getreide	Reis, Buchweizen, Gerste, Hirse, Mais, Dinkel, Roggen, Weizen, Hafer, Quinoa, Amaranth
Hülsenfrüchte	Kichererbsen, Erbsen, Linsen, Bohnen in verarbeiteter Form als Tofu oder Hummus
Gemüse	Süßkartoffel, Kartoffel, rote Beete, Kürbis
Obst	Banane, Granatapfel, Trauben, Feige

Ausführliche Auflistung s. Kap. 7, S. 145f.

Der Blutzuckerspiegel – eine wichtige Stellgröße

Als Grundbaustein der Kohlenhydrate kommt der Glukose eine Sonderstellung zu: Ihre Konzentration im Blut, der sogenannte Blutzucker, wird vom Körper sorgfältig eingestellt und engmaschig kontrolliert.

Denn weder ein zu hoher noch ein zu tiefer Blutzuckerspiegel ist für die Gesundheit förderlich. Während ein hoher Blutzuckerspiegel akut kaum spürbar ist, langfristig aber zu schweren Gesundheitsschäden führen kann, reagiert der Körper auf einen niedrigen Blutzucker sofort – mit Hunger. Werden die Zeichen übergangen und sinkt der Blutzucker weiter, ist „Unterzuckerung" mit kaum übersehbaren Warnsignalen die Folge: Die Konzentration lässt nach, die Knie werden „weich", es kann zu Schweißausbrüchen, Schwindel und Kreislaufproblemen kommen, die Verletzungsgefahr steigt. Um den Blutzucker wieder anzuheben, kann kurzfristig ein Stück Zucker helfen, doch Vorsicht ist geboten: Größere Mengen schnell verwertbarer Kohlenhydrate wie Traubenzucker oder Energieriegel beheben zwar die akute Unterzuckerung, doch sie können rasch zu einem erneuten Blutzuckerabfall führen. Eine Kombination von diesen schnellen Zuckerlieferanten mit komplexen Kohlenhydraten beugt hier besser vor.

Insulin, ein Hormon der Bauchspeicheldrüse, gilt als Schlüsselhormon für die Regulation des Blutzuckerspiegels. Es ist für den Transport von Glukose in die Zellen zuständig, sorgt für deren zügige Weiterverarbeitung und senkt so den Glukosespiegel im Blut. Doch einen Haken gibt es dabei: Je schneller Kohlenhydrate in den Körper aufgenommen werden,

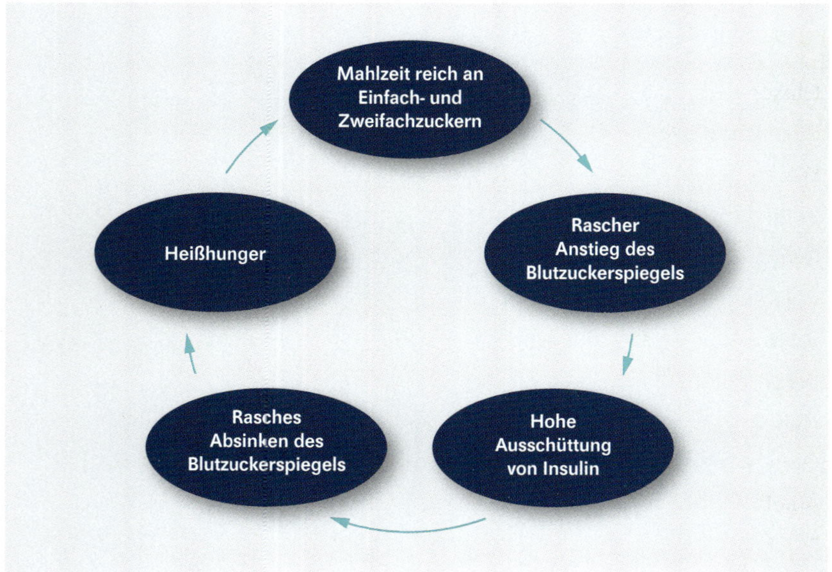

Abb. 1.4: Teufelskreis Heißhunger.

desto rascher der Anstieg des Blutzuckerspiegels und desto höher die resultierende Insulinausschüttung. Das ist anstrengend für den Körper, denn hohe Mengen an Insulin lassen den Blutzuckerspiegel schnell wieder in den Keller fallen – das kann leicht in einen Teufelskreis führen.

Der *glykämische Index* dient zur Einschätzung der Geschwindigkeit, mit der Kohlenhydrate aus der Nahrung ins Blut gelangen und zu einer Erhöhung des Blutzuckerspiegels führen. Dabei gibt die blutzuckersteigernde Wirkung von Glukose mit dem Wert 100 den Referenzwert an. Lebensmittel mit einem hohen glykämischen Index gelangen rasch ins Blut und lassen den Blutzuckerspiegel in kurzer Zeit stark ansteigen. Lebensmittel mit einem niedrigen glykämischen Index werden hingegen langsamer ins Blut aufgenommen. Der Blutzuckerspiegel steigt nur mäßig an, die Energieversorgung ist über einen längeren Zeitraum gesichert. Doch Achtung: Die glykämische Wirkung von Lebensmitteln ist individuell sehr unterschiedlich und hängt zudem von der Menge, der Zubereitungsart sowie der Zusammensetzung der gesamten Mahlzeit ab. Daher kann der glykämische Index zwar als Unterstützung bei der Wahl des Nahrungsmittels herangezogen werden, sollte jedoch nicht das einzige Kriterium sein.

Tab. 1.4: Glykämischer Index einiger ausgewählter Nahrungsmittel

Lebensmittel	Glykämischer Index
Glukose	100
Cornflakes	81
Wassermelone	72
Weißbrot	70
Roggenvollkornbrot	58
Weißer Reis, gekocht	56
Banane	52
Weintrauben	46
Nudeln, gekocht	44
Orange	42
Apfel	38
Fruchtjoghurt	33
Erdnüsse	14

Energiespeicher für den Tanz

Kohlenhydrate, die der Körper nicht unmittelbar zur Energiegewinnung benötigt, werden auf Vorrat gespeichert. Als Glykogen stehen sie dem Körper für einen späteren Zeitpunkt zur schnellen Energiegewinnung bereit. Doch der Organismus kann Glykogen nicht unbegrenzt speichern. Sind alle Glykogenspeicher gefüllt, werden überschüssige Kohlenhydrate daher als Speicherfett auf Halde gelegt.

TIPPS

- ✔ Einen ausgeglichenen Blutzuckerspiegel erreichen Sie am besten mit ballaststoffreichen, komplexen Kohlenhydraten wie beispielsweise Getreide, Nudeln, Reis oder Kartoffeln sowie Obst und Gemüse.
- ✔ Raffinierte Zucker wie sie in Energieriegeln, Schokolade oder Süßwaren vorkommen, sollten nie eine vollwertige, kohlenhydratreiche Nahrung ersetzen.
- ✔ Meiden Sie während des Trainings Getränke und Lebensmittel mit einem hohen Anteil an Ein- und Zweifachzuckern. Diese führen zwar zu einem raschen Anstieg des Blutzuckerspiegels, doch die schnelle Anflutung von Insulin lässt den Glukosespiegel im Blut genauso schnell wieder in den Keller fallen. Müdigkeit, Konzentrationsschwierigkeiten und Koordinationsprobleme sind die unerwünschten Folgen – das Verletzungsrisiko steigt.
- ✔ Nach körperlicher Belastung nehmen die Muskelzellen Kohlenhydrate besonders schnell auf. Füllen Sie daher innerhalb der ersten 60 Minuten nach dem Tanzen Ihre entleerten Glykogenspeicher mit komplexen Kohlenhydraten auf. Es muss nicht gleich das Nudelgericht sein: Auch eine Saftschorle enthält Kohlenhydrate und trägt so zum Aufbau Ihrer Glykogenspeicher bei.
- ✔ Ein Frühstück aus komplexen Kohlenhydraten (s. Kap. 3, S. 59f.) sorgt für einen ausgewogenen Blutzuckerspiegel zu Tagesbeginn und beugt Spitzen und „Energielöchern" vor.
- ✔ Haben Sie häufig Lust auf zuckerreiche Schnellenergie, ist dies ein Warnsignal für eine unausgewogene Ernährung.

Je nach Trainingszustand kann der Körper etwa 300 bis 600 g Glykogen in der Muskulatur und bis zu 100 g in der Leber einlagern. Das reicht gerade einmal für 60 bis 90 Minuten Tanz, dann sind die Reserven erschöpft. Eine Vergrößerung der Speicherkapazität ist also durchaus wünschenswert. Durch optimale Abstimmung von Training und Ernährung kann das erreicht werden. Nach dem Tanzen sind die Glykogenspeicher entleert, sie „hungern" nach Nachschub. Jetzt gilt es, das enge Zeitfenster von 45 bis 60 Minuten zu nutzen, um die Speicher wieder aufzufüllen. Denn in diesem Zeitraum lassen sich nicht nur die leeren Vorräte wieder aufstocken; der rasche Nachschub von Kohlenhydraten sorgt sogar für eine Vergrößerung der Glykogenspeicher, sie können bis auf das Doppelte ansteigen. Das kann sich direkt beim Tanzen bemerkbar machen, denn das Mehr an Glykogen steigert die Belastbarkeit der Muskulatur.

Nach extrem großer Anstrengung wie beispielsweise nach einem Marathon kann es ein bis zwei Tage dauern, bis die Speicher wieder komplett aufgefüllt sind. Eine ausreichende Regenerationspause ist dann wichtig, sonst droht eine Überforderung des Körpers.

Energielieferant Fett

Neben den Kohlenhydraten ist Fett der wichtigste Energielieferant. Pro Gramm liefert es mehr als doppelt so viel Energie wie Kohlenhydrate, doch die hochkonzentrierte Energiequelle hat auch einen Nachteil: Zur Verbrennung von Fett verbraucht der Körper deutlich mehr Sauerstoff als beim Abbau von Kohlenhydraten. So greift der Körper bei Untrainierten am liebsten auf Kohlenhydrate zurück und lässt die Fettdepots weiter schlummern. Fett wird vor allem dann zur Energiegewinnung herangezogen, wenn die körperliche Belastung langsam anläuft und über einen langen Zeitraum mit verhältnismäßig geringer Intensität ausgeführt wird (s. Abb. 1.1, S. 17). Was für Langstreckenläufer Alltag ist, kommt im Tanz eher selten vor. So muss der Körper erst darauf gebrieft werden, seine Fettreserven auch beim Tanzen zur Energiegewinnung zu mobilisieren. Eine gute Grundlagenausdauer ist hier wichtig, um rasch die Fettverbrennung einzuleiten und die Glykogenreserven im Muskel zu schonen. Denn nur so ist es möglich, auch über einen längeren Zeitraum fit und konzentriert zu tanzen.

1 g Fett liefert 9 kcal.

Neben seiner Aufgabe als Energiespeicher ist Fett für eine Vielzahl von Körperfunktionen unabdingbar: Fett polstert Organe und Knochen ab, hält Zellwände, Haut und Haare geschmeidig, umhüllt die Nerven, isoliert den Körper gegen Kälte, bildet die Grundlage für zahlreiche Hormone, wie beispielweise das weibliche Geschlechtshormon Östrogen (s. Kap. 6, S. 120ff.), und dient als Speicherort für fettlösliche Vitamine und Hormone. Auch in der Ernährung hat Fett einen hohen Stellenwert: Es fungiert als wichtiger Träger für Aroma- und Geschmacksstoffe, unterstützt die Aufnahme fettlöslicher Vitamine und trägt durch seine längere Verweildauer im Magen zur Sättigung bei. Gründe genug, den oft schlechten Ruf von Fett noch einmal zu überdenken.

Fett ist nicht gleich Fett

Lange Zeit galt Fett in Nahrungsmitteln als schlecht; inzwischen wissen wir, dass es hier kleine, aber feine Unterschiede gibt. So sind Transfette, wie sie beispielsweise in kommerziell hergestellten Backwaren vorkommen, tatsächlich ungesund, gesättigte Fette wie in Rindfleisch, Butter oder Käse hingegen – in Abhängigkeit von der Menge – besser als ihr Ruf. Einfach und mehrfach ungesättigte Fette in Fisch, Oliven oder Nüssen zählen zu den gesunden Fetten, die für eine gute Ernährung wichtig sind. Mit anderen Worten: Es lohnt sich, genauer hinzusehen.

Zur Einteilung von Fetten gibt es unterschiedliche Kriterien: So unterscheidet man nach ihrem Vorkommen tierische und pflanzliche Fette, je nach ihrer chemischen Struktur spricht man von gesättigten und ungesättigten Fettsäuren. *Gesättigte Fettsäuren* – das sind Fettsäuren ohne Doppelbindungen – sind kaum reaktionsbereit. Sie kommen vor allem in tierischen Produkten vor, wie Eigelb, Butter, Schinken oder Käse. Auch Kokosfett und Palmöl bestehen zum größten Teil aus gesättigten Fettsäuren, obwohl es sich dabei um ein pflanzliches Fett handelt. Damit funktioniert die Vereinfachung „tierisch gleich gesättigte, pflanzlich gleich ungesättigte Fettsäuren" nur mit Einschränkung. Da gesättigte Fettsäuren Risikofaktoren für Herz-Kreislauf-Erkrankungen und hohen Blutdruck darstellen, sollten sie nur maximal ein Drittel der

Vorsicht vor versteckten Fetten!
Nur etwa ein Drittel des täglichen Fettkonsums ist tatsächlich als Fett erkennbar. Auch gesunde Lebensmittel wie Nüsse oder Avocado haben einen hohen versteckten Fettanteil.

täglichen Fettzufuhr ausmachen. *Ungesättigte Fettsäuren* – Fettsäuren mit einer oder mehreren Doppelbindungen – sind sehr viel reaktionsfreudiger. Hohe Konzentrationen finden sich vor allem in pflanzlichen Lebensmitteln und Kaltwasserfisch. Sie hemmen Entzündungsvorgänge im Körper, unterstützen das Immunsystem und kurbeln den Regenerationsstoffwechsel an. Mehrfach ungesättigte Fettsäuren kann der Körper nicht selbst herstellen; sie müssen mit der Nahrung aufgenommen werden. Mindestens zwei Drittel der täglichen Fettzufuhr sollten daher aus ungesättigten Fettsäuren bestehen.

Tab. 1.5: Einteilung der Fette

	Vorkommen	Menge
Gesättigte Fettsäuren	tierische Lebensmittel, Kokosfett, Palmöl	maximal ⅓ der täglichen Fettzufuhr
Ungesättigte Fettsäuren	pflanzliche Lebensmittel, Kaltwasserfisch	mindestens ⅔ der täglichen Fettzufuhr

Tab. 1.6: Wichtige Fett-Lieferanten

Nahrungsmittelgruppe	Beispiele	Reich an ungesättigten Fettsäuren
Pflanzenöle	Olivenöl, Rapsöl, Erdnussöl, Distelöl, Sesamöl, Leinöl	✔
Nüsse	Macadamianüsse, Cashewnüsse, Mandeln, Walnüsse	✔
Samen	Sesam, Kürbiskerne, Sonnenblumenkerne, Pinienkerne, Chia-Samen, Mohn	✔
Kaltwasserfisch	Thunfisch, Lachs, Makrele	✔
Fleisch	Rindfleisch, Schinken, Wild	
fettreiches Gemüse	Avocado, Oliven	✔
Milch und Milchprodukte	Käse, Milch, Joghurt	

Ausführliche Auflistung s. Kap. 7, S. 149ff.

Ein besonderes Augenmerk sollte den Transfetten gelten. Sie entstehen vor allem bei der künstlichen Härtung von Fetten und kommen daher insbesondere in lange haltbaren Lebensmitteln und in Frittiertem vor.

In höheren Konzentrationen findet man sie in Margarine, zartschmelzender Schokolade, Nuss-Nougat-Creme, Backwaren, Pommes frites, Instantsuppen sowie Fertiggerichten. Transfette scheinen eine erhöhte „Entzündungsbereitschaft" im Körper zu bedingen und sind damit Gift bei körperlicher Belastung.

TIPPS

- ✔ Fett wird langsamer verdaut als Kohlenhydrate. Daher sollten Sie unmittelbar vor und während des Tanzens sowie am Abend nicht zu fetthaltig essen.
- ✔ Wenig gesättigte, dafür möglichst viele ungesättigte Fettsäuren! Reduzieren Sie tierische Fette, denn sie enthalten große Mengen an gesättigten Fettsäuren. Greifen Sie stattdessen öfter zu pflanzlichen Fetten, die reich an gesunden, ungesättigten Fettsäuren sind.
- ✔ Vermeiden Sie Fertiggerichte, Instantsuppen oder Fertigsaucen! Sie können viel Fett enthalten, meist in Form der besonders ungesunden Transfette.
- ✔ Fett ist ein Geschmacksträger und damit wichtig für den Genuss beim Essen. Fettarme Lebensmittel sind oft geschmacksarm; das fehlende Aroma wird häufig durch Zuckerzusatz ausgeglichen. Damit sind fettarme Nahrungsmittel zwar arm an Fett, oft aber reich an Zucker!
- ✔ Ein geringer Fettanteil in der Nahrung kann zu Heißhungerattacken führen. Haben Sie häufig Appetit auf Fastfood wie Chips, Pommes frites, Currywurst oder gesalzene Nüsse, kann das ein Zeichen von zu wenig Fett in Ihrer Ernährung sein.

Baustoff für den Körper: Eiweiß

Eiweiß – auch bekannt als Protein – wird im Körper kaum als Energielieferant gebraucht. Nur in Ausnahmefällen, wenn nicht genügend Kohlenhydrate und Fett zur Verfügung stehen, wird Eiweiß zur Energiegewinnung herangezogen. Doch das geht zulasten seiner

Hauptaufgabe, denn Nahrungseiweiß liefert wichtige Baustoffe zum Aufbau körpereigener Strukturen. Knochen und Gelenke, Enzyme und Hormone, Muskeln, Sehnen und Blut, das Immunsystem und sogar das Serotonin, das „Glückshormon", bestehen aus Eiweiß. Seine Bedeutung für den Körper wird schon aus seinem Namen ersichtlich, denn „Protein" ist griechisch und bedeutet „das Wichtigste". Eiweiß wird im Körper laufend verbraucht. Bei jedem Training gehen Muskelzellen zugrunde, Blutzellen, Enzyme und Immunsystem arbeiten auf Hochtouren. Täglich benötigt der Körper Eiweiß, um verletzte Zellen zu ersetzen und den Körper nach der Belastung rasch wieder fit zu machen. Wird über die Nahrung Eiweiß nicht in ausreichenden Mengen aufgenommen, geht es an die körpereigenen Reserven. Das hat weitreichende Folgen: Körper und Geist laufen nur mit halber Kraft, die Muskeln werden schwach, das Immunsystem schaltet auf Sparflamme, die Psyche leidet. Schwäche, Anfälligkeit für Verletzungen, aber auch schlechte Laune können die Folge sein – keine guten Voraussetzungen für den Tanz.

1 g Eiweiß liefert 4 kcal.

Fehlt dem Körper Eiweiß, leidet die Tanzperformance.

Damit Eiweiß zum Aufbau von Körpergewebe zur Verfügung steht und nicht als ineffiziente Energiequelle missbraucht werden muss, ist ein ausgeglichener Kohlenhydrat- und Fetthaushalt Voraussetzung. Nur dann kann das aufgenommene Eiweiß zum Muskelaufbau, zur Optimierung des Stoffwechsels und für wichtige Reparaturarbeiten genutzt werden. Im Gegensatz zu Kohlenhydraten und Fett kann Eiweiß nicht dauerhaft im Körper gespeichert werden; damit ist eine regelmäßige Eiweißzufuhr über die Nahrung wichtig, idealerweise auf mehrere Portionen über den Tag verteilt. Untersuchungen zeigen, dass durch Eiweißzufuhr nach dem Training der Muskelaufbau angeregt werden kann.

Eiweiß sättigt länger als Kohlenhydrate, da es langsamer verdaut wird.

Qualität – die Zusammensetzung entscheidet

Eiweiß besteht aus einer Vielzahl von Einzelbausteinen, den *Aminosäuren*. Mehrere Tausend Aminosäuren können am Aufbau eines einzigen Eiweißmoleküls beteiligt sein; die genaue Zusammensetzung bestimmt den Wert für den Körper. Wichtig ist dabei, wie gut der Körper aus dem Nahrungseiweiß sein eigenes Material aufbauen kann. Zwanzig verschiedene Aminosäuren sind am Aufbau des menschlichen Eiweißes beteiligt. Einige davon kann der Körper selbst herstellen, doch acht von ihnen müssen mit der Nahrung aufgenommen werden, die sogenannten *essentiellen Aminosäuren*.

Für die Qualität von Nahrungseiweiß ist seine Zusammensetzung ausschlaggebend: je höher der Anteil an essentiellen Aminosäuren, desto höher die Wertigkeit des Eiweißes. *Tierisches Eiweiß* enthält alle essentiellen Aminosäuren und gilt damit als hochwertig und für den Körper gut verwertbar. Doch es gibt einen Wermutstropfen: Lebensmittel, die viel tierisches Eiweiß enthalten, sind oft besonders reich an gesättigten Fettsäuren. *Pflanzliches Eiweiß* besitzt hingegen eine geringere Wertigkeit, denn hier sind nie alle acht essentiellen Aminosäuren in einem Nahrungsmittel vereint. Erst die Kombination aus unterschiedlichen pflanzlichen Nahrungsmitteln liefert den Gesamtcocktail. Damit ist die Bereitstellung aller essentiellen Aminosäuren über rein pflanzliche Ernährung zwar möglich, bedarf jedoch größerer Aufmerksamkeit. Am besten erreicht man eine qualitativ hochwertige Eiweißversorgung über eine gemischte Kost, also eine Kombination aus tierischem und pflanzlichem Eiweiß.

Tryptophan zählt zu den essentiellen Aminosäuren. Es dient sowohl als Grundbaustein für das „Schlafhormon" Melatonin als auch für das „Glückshormon" Serotonin. Ist Tryptophan im Körper Mangelware, kann das zu Schlafstörungen und Stimmungsschwankungen führen. Besonders in den dunklen Wintermonaten gibt es einen harten Konkurrenzkampf: Durch das fehlende Tageslicht wird Serotonin in Melatonin umgewandelt. Der daraus resultierende Serotoninmangel und Melatoninüberschuss kann zu Antriebslosigkeit und Dauermüdigkeit, aber auch zu Heißhungerattacken führen. Als gute Quellen für Tryptophan in der Nahrung gelten Hühnerfleisch, Thunfisch, Nüsse und Hülsenfrüchte.

Tab. 1.7: Wichtige Eiweiß-Lieferanten

Pflanzliches Eiweiß	
Hülsenfrüchte	Kichererbsen, Erbsen, Linsen, Bohnen in verarbeiteter Form als Tofu oder Hummus
Getreide	Amaranth, Quinoa, Hafer, Dinkel
Nüsse	Erdnüsse, Pistazien, Cashewnüsse
Samen	Kürbiskerne, Leinsamen, Sonnenblumenkerne, Mohn, Sesam
Tierisches Eiweiß	
Fleisch	Pute, Wild, Rind, Huhn
Fisch	Thunfisch, Forelle, Lachs
Eier	vor allem im Eiweiß
Milch und Milchprodukte	Käse, Milch, Joghurt

Ausführliche Auflistung s. Kap. 7, S. 146f.

Die „biologische Wertigkeit“ dient zur Einschätzung der Qualität des Nahrungseiweißes. Sie gibt Auskunft darüber, wie viel Körpereiweiß durch das betreffende Nahrungseiweiß aufgebaut werden kann. Je höher die biologische Wertigkeit, desto ähnlicher ist das Nahrungseiweiß in seiner Zusammensetzung dem Körpereiweiß des Menschen. Das Ei besitzt eine dem menschlichen Körper sehr ähnliche Zusammensetzung von Aminosäuren und hat daher mit 100 die höchste biologische Wertigkeit.

Tab. 1.8: Die biologische Wertigkeit verschiedener Eiweißquellen

Lebensmittel	Biologische Wertigkeit
Ei	100
Rindfleisch	87
Fisch	80
Kartoffeln	76
Hülsenfrüchte	75–85
Nüsse	70–80
Getreide	60–70

Durch clevere Kombinationen lassen sich unterschiedliche Eiweißquellen in ihrem Aminosäurespektrum ergänzen, sodass ihre Mischung im Vergleich zu den einzelnen Komponenten zu einer höheren biologischen Wertigkeit führt.

Tab. 1.9: Clevere Kombinationen für eine höhere biologische Wertigkeit

Kombinationen	Beispiele
Getreide mit Milch/Milchprodukten	Müsli mit Milch oder Joghurt, Vollkornbrot mit Käse
Getreide mit Hülsenfrüchten	Nudeln mit Bohnen, Vollkornbrot mit Hummus
Hülsenfrüchte mit Fleisch	Chili con Carne
Fleisch oder Fisch mit Getreide	Hähnchen mit Couscous, Fisch mit Reis
Kartoffeln mit Ei oder Milch/Milchprodukten	Salzkartoffeln mit Spiegelei, Pellkartoffeln mit Joghurt oder Quark

TIPPS

- ✔ Als Tänzer haben Sie einen erhöhten Eiweißbedarf! Denken Sie daran: Ohne genügend Eiweiß ist Tanzen nicht möglich. Besonders nach dem Training sowie bei Verletzungen ist eine ausreichende Eiweißzufuhr (s. Kap. 4, S. 90f.) für die rasche Regeneration wichtig.
- ✔ Essen Sie mehrmals täglich kleine Portionen eiweißreiche Nahrungsmittel. Mischen Sie verschiedene Eiweißsorten auf Ihrem Speiseplan. Kombinationen sind immer hochwertiger als Einzelprodukte.
- ✔ Vergessen Sie nicht, ausreichend zu trinken! Ein ausgeglichener Flüssigkeitshaushalt unterstützt Ihren Körper bei der Ausscheidung der Abbauprodukte, die bei der Verwertung von Eiweiß anfallen.
- ✔ Viele tierische Eiweißlieferanten wie etwa Salami oder Frischwurst beinhalten große Mengen an ungesunden Fetten. Ziehen Sie daher Schinken und fettarme Wurstsorten vor.
- ✔ Pflanzliche Eiweißlieferanten wie Nüsse und Samen sind ebenfalls reich an Fett, enthalten jedoch einen hohen Anteil an gesunden, ungesättigten Fettsäuren.

- ✔ Bevorzugen Sie abends leicht verdauliche Eiweißquellen wie Joghurt, Quark oder mageres Fleisch.
- ✔ Hülsenfrüchte sind gute Eiweißlieferanten, doch Vorsicht bei der Zubereitung! Wurden sie nur kurz eingeweicht oder gekocht, können sie schwer im Magen liegen und zu Verdauungsproblemen führen.
- ✔ Achten Sie bei vegetarischer oder veganer Ernährung besonders auf eine ausgewogene Eiweißzufuhr.
- ✔ Vorsicht bei Fertig-Eiweißshakes. Dies sind hochkonzentrierte, stark verarbeitete Lebensmittel mit vielen Zusatzstoffen, die bei übermäßigem Konsum sogar die Nieren schädigen können. Wenn Sie größere Mengen Eiweiß zuführen möchten, ist eine Auswahl aus eiweißhaltigen Lebensmitteln die bessere Wahl.

Vitamine, Mineralstoffe und Co.

Vitamine, Mineralstoffe und sekundäre Pflanzenstoffe liefern zwar keine Energie, sind aber von zentraler Bedeutung für den Stoffwechsel, für Zellwachstum, Regenerations- und Heilungsprozesse. Sie erfüllen ganz unterschiedliche Aufgaben: Manche sorgen für die Freisetzung von Energie aus Kohlenhydraten und Fetten, andere unterstützen die Kontraktion und Leistungsfähigkeit der Muskulatur, wieder andere dienen als wichtige Bestandteile für das Immun- und Hormonsystem oder unterstützen Enzyme bei ihrer Arbeit. Den Großteil der Vitamine, Mineralstoffe und sekundären Pflanzenstoffe kann der Organismus nicht selbst herstellen, sie müssen über die Nahrung aufgenommen werden. Nur wenn sie dem Körper in ausreichender Menge zur Verfügung stehen, sind wir fit, hellwach und konzentriert, haben ein stabiles Immunsystem, glänzendes Haar, gesunde Zähne und eine schöne Haut.

Tanzen bringt den Körper in Schwung, der Stoffwechsel läuft auf Hochtouren. Die erhöhte Belastung fordert ihren Tribut: Es kommt zur vermehrten Bildung sogenannter freier Radikale. Diese reaktionsfreudigen Moleküle greifen Immunzellen und Eiweißstrukturen an und können im Körper großen Schaden anrichten: Freie Radikale lösen in den Körperzellen Zerfallsprozesse aus – Oxidationen, die Zellpartikel und ganze Zellen zerstören. Rund 100 000 Angriffe freier Radikale muss jede Zelle täglich über sich ergehen lassen, man spricht vom oxidativen Stress. Beim Schutz des Körpers vor diesen Angriffen leisten Vitamine, Mineralstoffe und sekundäre Pflanzenstoffe wichtige Unterstützung. Ob Vitamin A, C oder E, ob Selen, Kupfer oder Mangan: Die Natur hält eine Vielzahl von Antioxidantien bereit, die freie Radikale an sich binden, neutralisieren, abtransportieren und so den Körper vor Angriffen schützen.

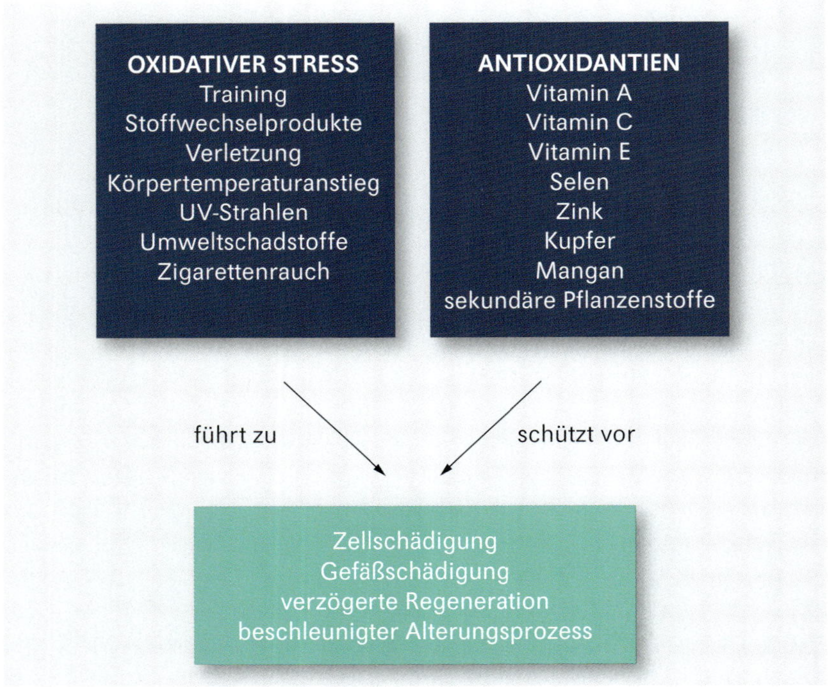

Abb. 1.5: Oxidativer Stress und Antioxidantien: Die Balance ist wichtig.

Vitamine und sekundäre Pflanzenstoffe

Vitamine und sekundäre Pflanzenstoffe werden von Mikroorganismen und Pflanzen gebildet. Die Hauptlieferanten für den menschlichen

Organismus sind Obst, Gemüse, Vollkornprodukte und Samen. Neben ihren Aufgaben im Stoffwechsel sowie bei der Immunabwehr und der Zellteilung fungieren Vitamine und sekundäre Pflanzenstoffe als potente Antioxidantien.

Vitamine und sekundäre Pflanzenstoffe kommen vor allem in der Schale und den äußeren Schichten von Obst und Gemüse, von Vollkorn und Samen vor. Daher büßen geschälte Nahrungsmittel – ob der per Hand geschälte Apfel oder das maschinell geschälte Korn – durch den Schälprozess einen Teil ihrer gesundheitsfördernden Stoffe ein.

13 Vitamine unterscheidet die Wissenschaft; die meisten davon müssen dem Körper über die Nahrung zugeführt werden. Aufgrund ihrer Löslichkeit unterscheidet man zwei Arten von Vitaminen: wasserlösliche und fettlösliche. *Wasserlösliche Vitamine* – wie die B-Vitamine, Vitamin C und Folsäure – kann der Körper leicht aufnehmen; ein Zuviel wird über die Niere ausgeschieden. *Fettlösliche Vitamine* – wie die Vitamine A, D, E, und K – können im Fettgewebe und in der Leber gespeichert werden. Hier ist Vorsicht geboten, denn bei wahlloser Einnahme von Vitaminpräparaten kann es zu Überdosierung kommen.

Künstlich angereicherte Vitamine in Lebensmitteln sind keine Seltenheit, man denke nur an Orangensaft mit Vitamin-C-Zusatz. Doch wie viel der Körper von diesen künstlichen Zusätzen tatsächlich aufnimmt, ist unklar. Mitbezahlen muss man sie aber in jedem Fall.

Eine Besonderheit stellt das Vitamin D dar: Mithilfe von Sonnenstrahlung kann es im Körper selbst gebildet werden. Da mit der Nahrung im Allgemeinen wenig Vitamin D aufgenommen wird, sind wir für eine ausreichende Vitamin-D-Versorgung auf einen regelmäßigen Aufenthalt im Freien angewiesen. Die notwendige Bestrahlungszeit hängt von vielen Aspekten ab: vom Breitengrad, der Tages- und Jahreszeit, den Wolken, dem Hauttyp, Alter, Bekleidung und der Art des Sonnenschutzes. An einem Sommertag in Mitteleuropa im Juli oder August produziert die menschliche Haut während eines mittäglichen Sonnenbades von 10 Minuten Vitamin D für mehr als eine Woche. Anders sieht es im Winter aus: Dann ist die Sonneneinstrahlung an vielen Orten zu schwach, um in der Haut die nötige Menge an Vitamin-D-Produktion anzuregen.

Tab. 1.10: Wichtige Vitamine für Tänzer

Top-Lieferanten	Infos	Typische Mangel-erscheinungen
Vitamin-B-Komplex (B_1, B_2, B_6 und B_{12})		
Nüsse, Samen, Hülsen-früchte, Käse	Besonders wichtig während des Wachstums und bei hoher körperlicher Belastung.	• Müdigkeit • Konzentrationsschwäche • Trainingsunlust • Muskelschmerzen und -krämpfe • Kopf- und Nervenschmerzen • entzündliche Hautveränderungen in und um den Mund • Anämie
Folsäure (Tagesbedarf: 400 µg/d)		
Weizen-keime, Bohnen, Grünkohl	Besonders wichtig während des Wachstums und bei hoher körperlicher Belastung.	• Anämie • Störungen des Zellwachstums und der Zellteilung • erhöhte Infektanfälligkeit
Vitamin C (Tagesbedarf: 100 mg/d)		
Hage-butten, Sanddorn, schwarze Johannis-beeren	Unterstützt das Immunsystem und ist wichtig für die Wundheilung und zur allgemeinen Regeneration. Unterstützt die Aufnahme von Vitamin E und Eisen. Erhöhter Bedarf bei Rauchern: 150 mg / d.	• Müdigkeit • Leistungsabfall • Trainingsunlust • Zahnfleischbluten • schlecht heilende Wunden • erhöhte Infektanfälligkeit
Vitamin D (Tagesbedarf: 20 µg/d)		
Tageslicht	Kann durch Sonnenbestrahlung aus Vorstufen vom Körper selbst gebildet werden. Seltener Aufenthalt im Freien führt zu Mangelerscheinungen.	• verminderte Knochendichte bis hin zur Stressfraktur (s. Kap. 6, S. 121) • muskuläre Schwäche • Muskelschmerzen • häufige Muskelverletzungen
Vitamin E (Tagesbedarf: weiblich 12 mg/d, männlich 15 mg/d)		
Pflanzenöle, Nüsse, Samen	Bei häufigen Infekten und Entzündungen sollten Tänzer die angegebene Tagesdosis ggf. erhöhen.	• erhöhte Infektanfälligkeit • trockene Haut • schlecht heilende Wunden

Die allgemeinen Tagesbedarfsempfehlungen gelten für Erwachsene ab 18 Jahren. Ausführliche Auflistung zum Vorkommen s. Kap. 7, S. 152ff.

Mineralstoffe: Mengen- und Spurenelemente

Mineralstoffe finden sich in Eiweißverbindungen und Hormonen, wirken beim Stoffwechsel, bei der Energiegewinnung und der Funktionstüchtigkeit von Nerven und Muskeln mit und sind am Aufbau von Zähnen und Knochen beteiligt. Über 20 verschiedene Mineralstoffe müssen dem Körper regelmäßig mit der Nahrung zugeführt werden. Je nach Mengenbedarf des Körpers spricht man von Mengenelementen – davon benötigt der Körper über 100 mg pro Tag – oder Spurenelementen – sie werden nur in kleinsten Mengen gebraucht. Über die Verdauung, den Urin und den Schweiß gehen dem Körper ständig Mineralstoffe verloren. Wird der Verlust über die Nahrung nicht ausreichend ersetzt, kommt es zu Mangelerscheinungen.

Bis zu 3 g Mineralstoffe und Spurenelemente können mit einem Liter Schweiß verloren gehen! Das muss dringend ersetzt werden. Dabei sollte man besonders auf eine ausreichende Zufuhr von Natrium, Kalium, Magnesium, Calcium, Eisen, Zink und Selen achten.

Tab. 1.11: Wichtige Mineralstoffe für Tänzer

Top-Lieferanten	Infos	Typische Mangelerscheinungen
Calcium (Tagesbedarf: 1000 mg/d)		
Käse, Sesam, Haselnüsse	Im Wachstum und in der Schwangerschaft besteht ein erhöhter Bedarf von 1200 mg/d. Größere Mengen Koffein, Alkohol und Salz erhöhen die Calciumausscheidung. Phosphatreiche Ernährung (z. B. der Verzehr von Softdrinks, Wurst oder Fleisch) vermindert die Aufnahme von Calcium.	• verminderte Knochendichte bis hin zur Stressfraktur (s. Kap. 6, S. 121) • Muskelkrämpfe • Herzrhythmusstörungen • Kopfschmerzen • Müdigkeit, Abgeschlagenheit

Magnesium (Tagesbedarf: weiblich 310 mg/d, männlich 400 mg/d)		
Samen, Amaranth, Weizenkeime	Alkohol vermindert die Aufnahme von Magnesium in den Körper. Kaffee kann die Magnesiumausscheidung erhöhen.	• Wadenkrämpfe • Muskelzuckungen und -krämpfe • Kribbeln in Händen und Füßen • Menstruationsschmerzen • Kopfschmerzen, Migräne
Eisen (Tagesbedarf: weiblich 15 mg/d, männlich 10 mg/d)		
Samen, Amaranth, Linsen	Zuständig für den Sauerstofftransport im Blut. Eisen aus tierischen Produkten kann leichter aufgenommen werden als aus pflanzlichen Quellen. Frauen haben aufgrund des Blutverlustes während der Menstruation einen höheren Eisenbedarf. Vitamin C steigert die Aufnahme von Eisen. Schwarzer Tee, Kaffee und Milchprodukte erschweren die Eisenaufnahme.	• Müdigkeit • Konzentrationsschwäche • Trainingsunlust • Blässe, Anämie • Kopfschmerzen • Nervosität • Schlafstörungen • Herzklopfen • Atemnot • erhöhte Infektanfälligkeit • rissige Lippen

Die allgemeinen Tagesbedarfsempfehlungen gelten für Erwachsene ab 18 Jahren. Ausführliche Auflistung zum Vorkommen s. Kap. 7, S. 155ff.

TIPPS

- ✔ Die wichtigsten Lieferanten für Vitamine, Mineralstoffe und sekundäre Pflanzenstoffe sind frisches Obst und Gemüse, Getreide, Hülsenfrüchte, hochwertige Öle, Fleisch, Fisch, Milch und Milchprodukte.
- ✔ Kaufen Sie Obst und Gemüse möglichst frisch und verwenden Sie es rasch. Langes Lagern lässt den Vitamin- und Nährstoffgehalt drastisch sinken.
- ✔ Kurze Transportwege und sorgsame Lagerung erhalten den Vitamingehalt von Obst und Gemüse. Bevorzugen Sie daher Produkte aus regionalem Anbau.
- ✔ Mit einer gesunden und ausgewogenen Ernährung können Sie im Allgemeinen auch bei intensiver körperlicher Belastung Ihren täglichen Bedarf an Vitaminen und Mineralstoffen decken – ganz ohne zusätzliche Pillen. Verschiedenfarbiges Obst und Gemüse auf dem Speiseplan liefert eine Vielzahl von Vitaminen, Mineralstoffen und sekundären Pflanzenstoffen.
- ✔ Achten Sie auf Vitamin- und Mineralstoffräuber! Nikotin, Alkohol, Stress, hohe Zuckermengen, aber auch die Antibabypille und andere Medikamente können die Aufnahme und Verwertbarkeit von Vitaminen und Mineralstoffen empfindlich stören.
- ✔ Bei einseitiger Ernährung können Vitamine, Mineralstoffe und sekundäre Pflanzenstoffe schnell zu kurz kommen. Sollten Sie Anzeichen für einen Vitamin- oder Mineralstoffmangel bemerken, verschaffen Sie sich mit einer Blutuntersuchung Gewissheit.

2

Trinken – Flüssigkeit gehört dazu

Wasser ist das wichtigste Lebenselixier des Menschen. Ohne Wasser gibt es keinen Blutkreislauf, keine Wärmeregulation, keinen Stoffwechsel, kein Leben. Wasser macht den größten Teil des menschlichen Körpers aus. Man findet es im Innern von Zellen, als Puffer zwischen den Zellen und auch im Blut. Es dient als wichtiges Transportmittel und sorgt für die optimale Verteilung lebenswichtiger Stoffe im gesamten Körper. Je nach Alter, Geschlecht und Trainingszustand besteht der menschliche Körper zu 50–80 % aus Wasser. Dennoch verfügt der Mensch über keine Wasserreserven, die er bei drohender Austrocknung mobilisieren könnte. Während man auf feste Nahrung im Notfall mehrere Wochen verzichten kann, muss Flüssigkeit daher regelmäßig zugeführt werden.

Wasser und seine Bedeutung für den Tänzer

Lange war man der Meinung, dass man während des Tanzens nicht trinken sollte. Das würde nur den Magen belasten und den Ablauf von Training und Probe stören. Zudem ist der Gang zur Toilette sowohl für Tänzer als auch für Tanztrainer eine eher unerwünschte Unterbrechung. Heute weiß man, dass richtiges Trinken den körperlichen Stress mindert und den Leistungsabfall hinauszögert. Tänzer sind länger fit, wenn sie auch während Training, Probe und Performance regelmäßig trinken.

Ein Blick in den Körper kann dies erklären: Wasser vergrößert das Blutvolumen und verbessert die Fließeigenschaften des Blutes. Das entlastet nicht nur Herz und Kreislauf, sondern erhöht auch die

Durchblutung des Gehirns und der kleinen Blutgefäße. Muskeln, Sehnen und Bänder werden so vermehrt mit Sauerstoff versorgt und können länger in Topform arbeiten. Auch das Binde- und Fasziengewebe profitiert von dem höheren Flüssigkeitsvolumen, denn das Wasser zwischen den Zellen erhöht die Elastizität des Gewebes und sorgt für mehr Geschmeidigkeit.

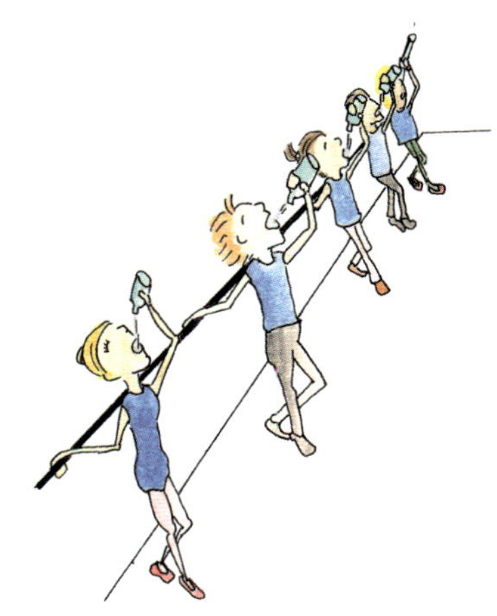

Jeden Tag verliert der Körper ca. 2,5 Liter Wasser. Das geschieht über ganz unterschiedliche Kanäle: Etwa 0,5 Liter Urin scheiden wir täglich über die Nieren aus, ungefähr die gleiche Menge geht über die Atmung und den Stoffwechsel verloren. Hinzu kommt der Wasserverlust über die Haut, der durchs Schwitzen individuell stark variieren kann. Diesen Gesamtflüssigkeitsverlust gilt es auszugleichen, sonst leiden die Körperfunktionen.

VERLUST VON FLÜSSIGKEIT
- Atmung
- Ausscheidung (vor allem Urin)
- Verbrauch durch Stoffwechsel
- Schweiß

ZUFUHR VON FLÜSSIGKEIT
- Getränke
- Essen (Suppe, Gemüse und Obst mit hohem Wassergehalt)
- „Abfallprodukt" im Stoffwechsel

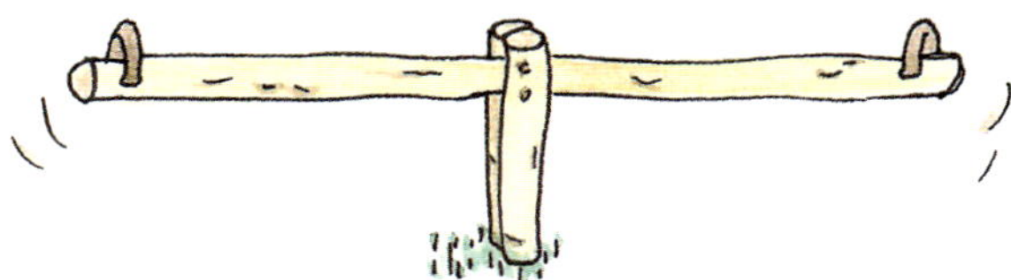

Abb. 2.1: Flüssigkeit in Balance.

Etwa einen Liter Flüssigkeit nehmen wir bei ausgewogener Ernährung täglich über die Nahrung auf. Wasserhaltiges Obst und Gemüse sowie Suppen leisten dazu einen wichtigen Beitrag. Doch das reicht bei Weitem nicht aus, um den Flüssigkeitshaushalt in Balance zu halten. Ernährungsexperten raten Erwachsenen, unter normalen Bedingungen täglich rund 1,5–2 Liter zu trinken. Wer es genauer wissen will, kann seinen Basis-Trinkbedarf mit dieser Formel berechnen:

Meine Basis-Trinkmenge:

0,035 x ______ Gewicht in kg = ______ Liter

Kommt man beim Tanzen ins Schwitzen, hält man sich viel in Räumen mit trockener Luft auf oder klettern die Außentemperaturen in die Höhe, kann der Flüssigkeitsbedarf deutlich über die empfohlene Basis-Trinkmenge ansteigen.

Schwitzen – ein intelligentes Kühlsystem

Ohne die automatische Wärmeregulation durch das Schwitzen wäre körperliche Belastung gefährlich. Denn die Energie zur Muskelarbeit wird nur zu etwa 30 % direkt in Muskelbewegung umgesetzt, der Rest verpufft als Wärme. Würde diese Wärme über längere Zeit nicht abgeführt, würde der Körper überhitzen. Das ist riskant, denn ab 42° C beginnt das Körpereiweiß zu gerinnen. Tanzen wäre damit lebensbedrohend!

Doch der Körper verfügt über ein intelligentes Kühlsystem: das Schwitzen. Dabei wird vom Inneren des Körpers Wasser zu den warmen Muskeln und von dort weiter zu den kleinen Blutgefäßen der Haut transportiert. Zusammen mit Mineralstoffen und Abfallprodukten tritt das Wasser als Schweiß an der Hautoberfläche aus, verdunstet und bringt so den erwünschten Kühlungseffekt – die Körpertemperatur sinkt. Die produzierte Schweißmenge ist exakt eingestellt: Es wird genau so viel Schweiß produziert, dass dessen Verdunstung für die optimale Körperkühlung sorgt – einen ausgeglichenen Flüssigkeitshaushalt vorausgesetzt. Auf der Haut bleibt eine feine Schicht aus Mineralstoffen zurück, die für den salzigen Geschmack der verschwitzten Haut verantwortlich ist.

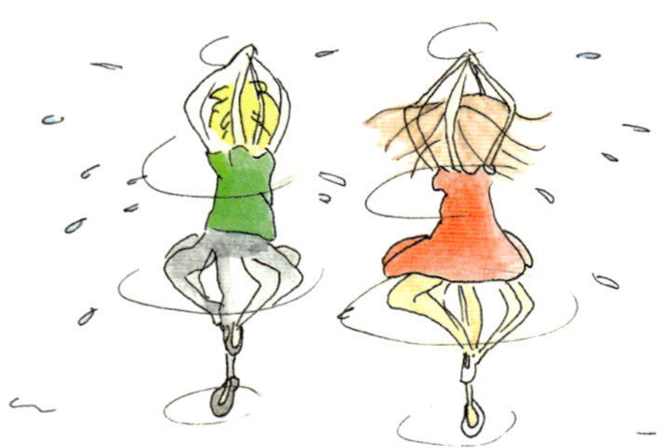

> **Tänzer verlieren mit dem Schweiß nicht nur Flüssigkeit, sondern auch wertvolle Mineralstoffe. Diese müssen über die Nahrung und das Trinken wieder aufgenommen werden.**

Schwitzen lässt sich nicht verhindern, ganz im Gegenteil. Je besser der Trainingszustand, desto besser ist auch die Wärmeabgabe aus dem Körperinneren an die Hautoberfläche: Die Kühlung durch die Schweißbildung beginnt früher, die Schweißproduktion ist erhöht. So können Untrainierte etwa 0,5 Liter Schweiß pro Stunde produzieren, Trainierte hingegen bis zu 3 Liter! Konzentration, Menge und Zusammensetzung des Schweißes sind individuell sehr unterschiedlich und hängen von der Umgebungstemperatur, der Luftfeuchtigkeit, dem Ernährungszustand und natürlich von der Dauer und Intensität des Trainings ab. Auch die Bekleidung leistet ihren Beitrag zur Kühlung des Körpers. Natürliche Materialien wie Baumwolle oder Seide sowie atmungsaktive Stoffe erlauben eine ausreichende Schweißverdunstung und tragen damit zum Schutz vor Überhitzung bei. Finger weg von „Saunahosen" und anderen schweißstauenden Materialien! Sie können durch Wärmestau zur Überhitzung des Körpers führen.

Flüssigkeitsmangel macht krank

Niedriger Blutdruck, kalte Hände und Füße, allgemeine Müdigkeit und Konzentrationsmangel – darüber klagen viele Tänzer. Neben vielen anderen Ursachen können dies auch Anzeichen eines Flüssigkeitsmangels sein. Denn fehlt dem Körper Flüssigkeit, hat das gravierende Folgen: Das Blut wird zähflüssig, es „dickt ein"; die Durchblutung besonders der kleinen und kleinsten Blutgefäße nimmt ab. Der wichtige Transport von Sauerstoff und Nährstoffen hin zu den Muskeln und Organen wird verlangsamt, der Abtransport von Stoffwechselprodukten und Abfallstoffen verzögert sich, das Gewebe wird unzureichend versorgt. Bereits bei einem Flüssigkeitsverlust von 2 % des Körpergewichts – bei einer 55 kg schweren Tänzerin sind das etwas über 1 Liter – ist der Sauerstofftransport in die Muskelzelle vermindert. Die Folge: Die Muskeln übersäuern, ermüden und neigen rasch zu Krämpfen.

Das Gehirn leidet ebenfalls unter dem Wassermangel. Als wasserreiches Organ reagiert es besonders sensibel auf Flüssigkeitsverluste. Schon bei geringem Flüssigkeitsmangel können Koordinations- und

Konzentrationsvermögen beeinträchtigt sein. Auch die Reaktionsgeschwindigkeit wird in Mitleidenschaft gezogen – keine guten Voraussetzungen für die hohen Koordinationsanforderungen im Tanz.

Tab. 2.1: Anzeichen eines Flüssigkeitsmangels

• wenig und dunkel gefärbter Urin
• Verstopfung
• Müdigkeit und körperliche Schwäche
• niedriger Blutdruck
• Kopfschmerzen (auch erst am nächsten Tag)
• trockene Schleimhäute
• ständig kalte Hände und Füße
• unterdurchschnittliche Schweißmenge
• nächtliche Wadenkrämpfe
• häufige Blasenentzündungen
• Unruhe und Verwirrtheit

Leider ist Durst als Warnsignal für einen Wassermangel ein schlechter Berater. Denn Durst entsteht erst, wenn der Flüssigkeitsmangel schon akut ist und der Körper bereits unter den Symptomen des Wassermangels leidet. Trinken aus Durst kann zwar Schlimmeres verhindern, für einen vollständigen Ausgleich des Flüssigkeitsdefizits ist es aber meist zu spät. Auch sind viele Tänzer während des Tanzens so konzentriert, dass sie das Durstgefühl gar nicht wahrnehmen und so den Hilferuf ihres Körpers ignorieren. Sie laufen Gefahr, zu wenig zu trinken und während des Tanzens buchstäblich auszutrocknen.

TIPP

Um festzustellen, wie groß der individuelle Flüssigkeitsbedarf während der körperlichen Belastung tatsächlich ist, empfiehlt sich die einfache Gewichtsmethode: Wiegen Sie sich *vor* und *nach* dem Tanzen jeweils in trockener Kleidung und mit leerer Blase. Der Gewichtsverlust entspricht in etwa dem Flüssigkeitsverlust, den man während des Trainings durch Getränke auffüllen sollte.

Die schnelle Einschätzung: Urinkontrolle

Farbe und Menge des Urins geben raschen Aufschluss über den Flüssigkeitshaushalt:

- **Ist die Farbe des Urins durchsichtig bis hellgelb, spricht alles für einen ausgeglichenen Flüssigkeitshaushalt.**
- **Ähnelt die Urinfarbe eher einem Apfelsaft und ist die Urinmenge stark verringert, sind dies Alarmzeichen für einen Flüssigkeitsmangel, der rasch behoben werden sollte.**

Das richtige Getränk

Heutzutage gibt es einen regelrechten Hype um Sportgetränke. Die Supermarktregale sind voll von unterschiedlichsten Energydrinks und isotonen Getränken, die nicht nur mit ausreichender Flüssigkeit- und Mineralstoffzufuhr werben, sondern auch eine allgemeine Leistungssteigerung und optimale Regeneration versprechen. Doch ein Blick auf die Inhaltsstoffe zeigt, dass viele kommerzielle Sportgetränke künstliche Zusatzstoffe enthalten, sehr kalorienreich sind und häufig Koffein und Zucker als schnelle Aufputschmittel beigemengt werden. Und teuer sind sie obendrein. Viele Gründe, sich den Kauf gut zu überlegen …

Tab. 2.2: Das sollte ein Trainingsgetränk leisten

• Die durch Schwitzen ausgeschiedene Flüssigkeit ausgleichen.
• Die mit dem Schweiß verloren gegangenen Mineralstoffe ersetzen.
• Wenig zugesetzten Zucker enthalten.
• Bei einer Belastung von über 60 Minuten Energie in Form von Kohlenhydraten bereitstellen.
• Schnell vom Körper aufgenommen werden.
• Gut und erfrischend schmecken.
• Während des Tanzens griffbereit sein.

Hauptaufgabe eines Trainingsgetränks ist der rasche und möglichst vollständige Ausgleich des Flüssigkeitsverlustes. Damit ist Wasser die Nummer eins auf der Hitliste der Getränke. Ob als Mineralwasser mit oder ohne Kohlensäure oder als Leitungswasser, die Zusammensetzung der Mineralstoffe kann mit den teuren Sportdrinks mithalten. Zur geschmacklichen Abwechslung können frische Zitrone, Orange, Ingwer, Minze oder Ähnliches beigefügt werden. Während bei Mineralwässern das Etikett Auskunft gibt über die Menge der wichtigsten Mineralstoffe, lassen sich diese beim Leitungswasser meist im Internet über den Wasserlieferanten erfragen.

Interessant ist ein Blick auf drei wichtige Mineralstoffe, mit deren gezielter Zufuhr man den Körper unterstützen kann: Calcium dient dem Aufbau und Erhalt der Knochendichte (s. Tab. 1.11, S. 39) und sorgt zudem für eine effiziente Muskelkontraktion. Magnesium verbessert die Muskelarbeit und beugt Krämpfen vor. Natrium ersetzt das mit dem Schweiß verloren gegangene Kochsalz.

Tab. 2.3: Ein Blick aufs Wasser – wichtige Mineralstoffe

Mineralstoff	Konzentration in mg/Liter	Infos
Calcium	calciumhaltig: >150 mg/Liter	Calciumhaltiges Wasser unterstützt die Knochendichte.
Magnesium	magnesiumhaltig: > 50 mg/Liter	Magnesiumhaltiges Wasser hilft bei müder Muskulatur und Muskelkrämpfen.
Natrium	natriumhaltig: > 200 mg/Liter	Natriumhaltiges Wasser füllt im Körper das durch Schweiß verlorene Kochsalz wieder auf.

Während eines langen und intensiven Trainings ist pures Wasser meist nicht das optimale Getränk. Denn zum Erhalt der Leistungsfähigkeit, für Koordination und Konzentration benötigt der Körper Energie. Da

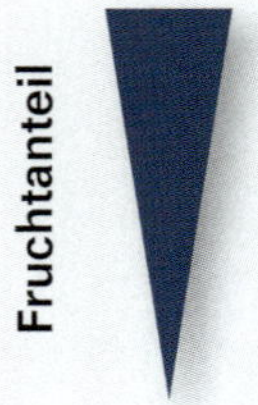

Fruchtanteil

- frisch gepresster Fruchtsaft
- Direktsaft (wie frisch gepresst, aber zusätzlich wärmebehandelt)
- Fruchtsaft aus Fruchtsaftkonzentrat
- Fruchtnektar (weitere Zusatzstoffe erlaubt)
- Fruchtsaftgetränk (weitere Zusatzstoffe erlaubt)
- Limonade

Abb. 2.2: Getränke sortiert nach abnehmendem Fruchtanteil.

das Gehirn seine Energie fast ausschließlich aus Kohlenhydraten bezieht, sollte hier für Nachschub gesorgt werden. Auch die Glykogenspeicher im Muskel (s. Kap. 1, S. 26f.) müssen nachgefüllt werden, sonst droht die Muskulatur zu ermüden und die Leistungsfähigkeit sinkt. Falls es nicht möglich ist, zwischendurch zu essen, ist die Saftschorle, eine Mischung aus Wasser und Fruchtsaft, ein geeignetes Getränk, um beides zu bedienen: Das Wasser gleicht den Flüssigkeitshaushalt aus und der Fruchtsaft sorgt für den nötigen Energieersatz. Das Mischungsverhältnis kann individuell variieren und damit optimal an die jeweiligen Bedürfnisse angepasst werden. Es lohnt sich, auf die Qualität des Fruchtsaftes zu achten. Je höher der Fruchtanteil im Saft, desto reicher ist er an Vitaminen, Mineralstoffen und sekundären Pflanzenstoffen. Qualität, die sich auszahlt, denn diese Stoffe spielen bei der Regeneration des Körpers eine große Rolle.

Ein schnelles Trainingsgetränk: Saftschorle – im Verhältnis Saft zu Wasser 1:2 – mit einer Prise Salz beinhaltet alles, was ein gutes Trainingsgetränk braucht: Kohlenhydrate, Wasser und Natrium.

Kriterien zur Auswahl

Neben den Inhaltsstoffen und der Zusammensetzung ist die Bekömmlichkeit ein entscheidendes Kriterium bei der Auswahl des Trainingsgetränks. Denn nur wenn der Darm die Flüssigkeit gut resorbieren kann und die Inhaltsstoffe dem Körper auch umgehend zur Verfügung stehen, erfüllt das Getränk seine Funktion. Maßgeblich ist hier, wie schnell die Flüssigkeit durch den Magen in den Dünndarm gelangt, denn erst von dort können die Stoffe in den Organismus aufgenommen werden. Für die Geschwindigkeit der Magenpassage spielen verschiedene Faktoren eine Rolle, die bei der Auswahl und Zubereitung des richtigen Getränks bedacht werden sollten:

Konzentration

Wie schnell der Dünndarm die Flüssigkeit aufnimmt, hängt stark von der Konzentration des Getränks ab. Ausschlaggebend ist hier die Anzahl von gelösten Teilchen im Getränk im Vergleich zum Blut (s. Abb. 2.3). Besitzen Blut und Getränk die gleiche Teilchendichte, spricht man von *isotonen Getränken*. Ist die Teilchendichte im Getränk hingegen niedriger als im Blut, handelt es sich um ein *hypotones Getränk*. Sowohl iso- als auch hypotone Getränke sorgen für einen raschen Flüssigkeitsersatz und sind daher fürs Tanzen gut geeignet. Sie lassen sich aus einer Mischung von Fruchtsaft und Wasser im Verhältnis 1:1 bis 1:3 leicht selbst herstellen. Softdrinks, Energydrinks, Eistee, unverdünnter Fruchtsaft oder Smoothies zählen zu den *hypertonen Getränken*. Sie enthalten eine hohe Konzentration an gelösten Teilchen und bewirken damit das Gegenteil von dem, was man sich von einem Trainingsgetränk erhofft: Sie entziehen dem Körper Wasser und sind somit als Flüssigkeitsersatz ungeeignet.

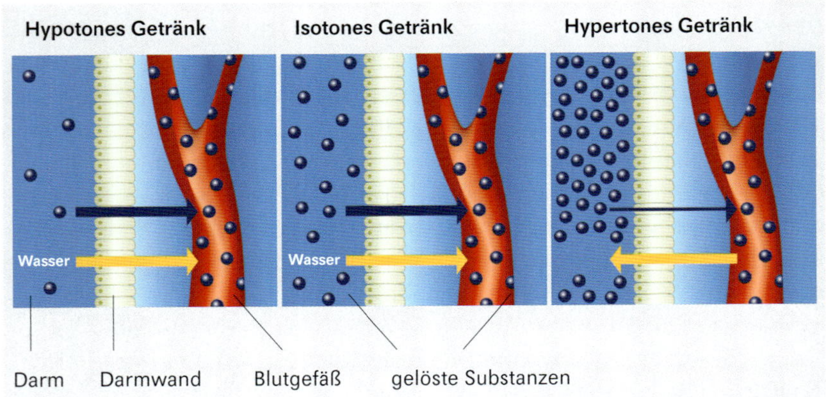

Abb. 2.3: Unterschiedliche Wirkung von Flüssigkeiten in Abhängigkeit von der Konzentration.
Modifiziert nach Informationszentrale Deutsches Mineralwasser (IDM), 2013.

Kohlensäure

Kohlensäure beeinflusst den Geschmack des Getränks und sorgt für ein erfrischendes Gefühl. Doch Vorsicht vor und während des Trainings, denn kohlensäurehaltige Getränke üben einen leichten Dehnungsreiz auf den Magen aus und das kann beim Tanzen stören. Viele Tänzer bevorzugen daher kohlensäurearmes oder stilles Mineralwasser, oder einfaches Leitungswasser.

Temperatur

Leicht gekühlte Getränke bei ca. 10° C passieren den Magen schneller und wirken daher stimulierend auf die Flüssigkeitsaufnahme. Wichtig ist hier die individuelle Verträglichkeit. Von eisgekühlten Getränken während des Tanzens ist abzuraten, da sie den Magen reizen und zu Durchfällen führen können. Bei kaltem Wetter sorgen temperierte Getränke wie z. B. verschiedene Tees für ein wohliges Gefühl im Magen.

Vorsicht ist geboten!

Eine duftende Tasse Kaffee am Morgen oder ein Glas Wein am Abend – Trinken ist auch Genuss. Doch zum Ausgleich der Flüssigkeitsbilanz sind diese Getränke nur bedingt geeignet. Auf der Liste der Trainingsgetränke haben sie daher nichts zu suchen.

Koffeinhaltige Getränke

Koffein ist für seine aufputschende Wirkung bekannt; auch Tänzer nutzen den morgendlichen Kaffee gern, um wach zu werden. Zum Flüssigkeitsausgleich im Training sind koffeinhaltige Getränke wie Kaffee, schwarzer Tee oder koffeinhaltige Energydrinks aber ungeeignet. Denn die Reaktionen auf Koffein sind individuell sehr unterschiedlich; so reagieren manche Menschen schon auf geringe Mengen mit Unruhe, Nervosität, Muskelzittern, Schweißausbruch und Schwindel. Durch die Verengung der Blutgefäße – ein Grund für die schmerzlindernde Wirkung bei Kopfschmerzen – wird auch die Muskulatur schlechter durchblutet, Muskelverspannungen und -krämpfe sind die Folge. Nicht selten wird durch koffeinhaltige Getränke auch die Magenschleimhaut gereizt. Sodbrennen und Magenschmerzen sind hier typische Warnsignale.

Seit Jahren gibt es große Diskussionen, ob und inwieweit koffeinhaltige Getränke in die Flüssigkeitsbilanz miteinbezogen werden sollen. Heute weiß man von der harntreibenden Wirkung von Kaffee, schwarzem und grünem Tee: Eine Tasse am Morgen vor dem Training kann nicht nur die Verdauung anregen, sondern beschleunigt auch die Harnbildung. Damit wird zwar über den gesamten Tag gesehen nicht mehr Flüssigkeit ausgeschieden – koffeinhaltige Getränke dürfen also in die Gesamtflüssigkeitsmenge miteingerechnet werden –, doch die morgendliche Flüssigkeitszufuhr ist bis zum Trainingsbeginn am Vormittag meist schon wieder verspielt. Ein Ritual aus den Kaffeehäusern schafft hier Abhilfe: Ein Glas Wasser zusätzlich zum morgendlichen Kaffee oder Tee kompensiert die rasche Ausscheidung.

Alkohol

Alkoholische Getränke, ob als Wein, Bier oder Alkopops, eignen sich weder zum Flüssigkeitsausgleich noch zur Regeneration nach dem Training. Das hat gleich mehrere Gründe: Alkohol blockiert die Stoffwechselprozesse im Körper und verzögert so wichtige Regenerationsvorgänge. Zudem entzieht Alkohol dem Körper Wasser, was sich spätestens nach dem Konsum größerer Mengen als Kater mit Kopf- und

Muskelschmerzen bemerkbar macht. Und nicht zu vergessen: Alkohol ist reich an Kalorien. Mit einem Brennwert von 7 kcal/g liegt er deutlich über dem Energiegehalt von Kohlenhydraten und Eiweiß. Das Gläschen Wein am Abend kann die Balance also gleich in mehrerer Hinsicht beeinträchtigen …

Tab. 2.4: Eigenschaften verschiedener Getränke

Getränk	Flüssigkeitsersatz	Mineralstoffersatz	Energieersatz
Mineralwasser, Leitungswasser	✔	✔	
Ungesüßte Tees (Kräuter, Früchte)	✔	✔	
Saftschorle	✔	✔	✔
Purer Fruchtsaft, Smoothies		✔	✔
Softdrinks, Energydrinks, Limonaden			✔
Milch		✔	✔

Trinken zur richtigen Zeit

Manchmal ist man so beschäftigt, dass man das Trinken schlicht vergisst. Oder man ist unterwegs und hat kein Getränk zur Hand. Wenn dann die Anzeichen des Flüssigkeitsmangels nicht mehr ignoriert werden können, die Konzentration schwindet und der Kopfschmerz kommt, versucht man oft, den gesamten Flüssigkeitsverlust auf einmal auszugleichen. Das belastet den Magen, verzögert die Resorption und kann besonders bei großen abendlichen Trinkmengen den Schlaf durch den nächtlichen Toilettengang empfindlich stören. Empfehlenswerter ist es, über den Tag verteilt in kleineren Mengen zu trinken. Ein Getränk in der Tasche ist für jeden Tänzer ein Muss.

Voraussetzung für jede tänzerische Aktivität ist eine ausgeglichene Flüssigkeitsbilanz schon zu Beginn. Klar ist: nie durstig ins Training! Bei einem Training unter 60 Minuten reicht es, die verlorene Flüssigkeit erst nach Beendigung der Aktivität auszugleichen. Dauert das Training jedoch länger, so sollte man bereits während der Belastung mit dem Trinken beginnen. Dabei gilt es, neben dem ausreichenden Ersatz von Flüssigkeit auch auf die notwendige Energiezufuhr zu achten.

Zum Frühstück

Beim ersten Schluck des Tages spielen individuelle Vorlieben eine große Rolle. Ob Tee, Saft oder Kaffee – zu beachten ist, dass nach dem Schlafen der Flüssigkeitshaushalt erst wieder auf Vordermann gebracht werden muss. Bei koffeinhaltigen Getränken empfiehlt sich daher ein zusätzliches Glas Flüssigkeit, um für den Tag und das Training fit zu sein.

Vor dem Tanzen

Das Warm-up für den Flüssigkeitshaushalt beginnt bereits zwei Stunden vor dem Training. Denn bis Trainingsbeginn sollte man ca. 300 bis 500 ml zusätzliche Flüssigkeit aufnehmen, am besten auf mehrere kleine Mengen verteilt, denn so kann der Körper die Flüssigkeit rasch resorbieren.

Während des Tanzens

Für den ausreichenden Ersatz von Flüssigkeit, Mineralstoffen und Kohlenhydraten ist das Timing wichtig. Bei Trainingseinheiten über 60 Minuten sollte man während des Trainings für Nachschub sorgen. Eine Saftschorle bedient hier gleich zwei wichtige Bedürfnisse: Flüssigkeitsersatz und Energiebereitstellung. Empfohlen wird eine Trinkmenge von 0,5 bis 1 Liter pro Stunde, je nach individuellem Flüssigkeitsbedarf (s. S. 46), Intensität des Trainings und der Umgebungstemperatur. Ein Mehr an Flüssigkeit kann der Körper nicht resorbieren. Am besten ist es, bereits ab 30 Minuten Belastung regelmäßig in kleinen Schlucken zu trinken.

Nach dem Tanzen

Nach dem Training müssen der Flüssigkeitsverlust ausgeglichen und die verlorenen Mineralstoffe und Kohlenhydrate ersetzt werden. Dabei ist ein enges Zeitfenster zu beachten, denn die leeren Glykogenspeicher in der Muskulatur sind innerhalb von 60 Minuten nach dem Training am aufnahmefähigsten (s. Kap. 1, S. 26f.). Hier können kohlenhydratreiche Getränke helfen, den „Heißhunger" der Muskulatur auf Glykogen zu stillen.

TIPPS

- ✔ Im Training ist Durst ein schlechter Berater. Er entsteht erst, wenn bereits ein Flüssigkeitsdefizit vorliegt. Trinken Sie daher schon, bevor der Durst kommt!
- ✔ Beginnen Sie jedes Training mit einem ausgeglichenen Flüssigkeitshaushalt.
- ✔ Während des Tanzens kann ihr Körper maximal 1 Liter Flüssigkeit pro Stunde aufnehmen, da bei körperlicher Belastung die Durchblutung des Magens reduziert ist.
- ✔ Wählen Sie isotone und hypotone Getränke, um während des Tanzens die auftretenden Wasser- und Energieverluste zu ersetzen. Eine Saftschorle ist z. B. ein einfaches und günstiges Trainingsgetränk.
- ✔ Meiden Sie kohlensäurehaltige Getränke vor oder während des Tanzens! Kohlensäure übt einen leichten Dehnungsreiz auf den Magen aus, der im Training stören kann. Zudem werden kohlensäurehaltige Getränke vom Körper nur verzögert aufgenommen.
- ✔ Gekühlte Getränke (ca. 10° C) passieren den Magen schneller und wirken damit stimulierend auf die Flüssigkeitsaufnahme.
- ✔ Wählen Sie bei kaltem Wetter auch mal temperierte Getränke wie Früchte- oder Kräutertee, das gibt ein wohliges Gefühl im Magen.
- ✔ Trinken Sie möglichst schnell nach dem Training kohlenhydratreiche Getränke, beispielsweise eine Saftschorle im Verhältnis 1:1. Das füllt Ihre Glykogenspeicher auf.
- ✔ Denken Sie daran: Auch Suppen sind gute Flüssigkeitsquellen, besonders bei kaltem Wetter. Sie liefern Wärme, Wasser und Salz.
- ✔ Wählen Sie Trainingsgetränke, die möglichst keine Süßstoffe, künstlichen Farbstoffe, Geschmacksverstärker und Konservierungsmittel enthalten.
- ✔ Nutzen Sie eine Transportflasche in einer für Sie passenden Größe, die Sie als Maßstab für Ihre tägliche Flüssigkeitszufuhr verwenden (z. B. eine 750 ml-Flasche: Diese Flasche sollten Sie mindestens zweimal täglich leeren).

3

Was? Die Qual der Wahl

Pasta mit Gemüse oder doch lieber Pute mit Salat, asiatische Nudeln oder bodenständige Hausmannskost? Die Auswahl an Nahrungsmitteln, an möglichen Kombinationen und spannenden Rezepten ist riesig. Wir leben im Luxus der Lebensmittelvielfalt und des Nahrungsmittelüberflusses. Fast an jeder Ecke kann man Essbares erstehen, die Werbung ist voll mit Vorschlägen zu gesunden und praktischen Lebensmitteln, die kaum noch Zeit zur Vorbereitung benötigen, die raschen Genuss und schnelle Fitness versprechen. Doch: Wer die Wahl hat, hat die Qual. Aus der Vielfalt der Möglichkeiten das auszuwählen, was den Körper für das Tanzen fit macht, für schnelle Regeneration sorgt und auch schmeckt, fällt nicht leicht.

Die gute Nachricht vorweg: Es gibt kein „perfektes" Essen. Nahrungsmittel lassen sich nicht per se in gut und böse, in gesund oder ungesund einteilen. Das Stück Kuchen oder die leckere Salami müssen nicht vom Speiseplan verschwinden. Denn ob ein Nahrungsmittel den Körper unterstützt oder eher zur Belastung wird, ist abhängig von der Zusammensetzung der gesamten Nahrung sowie der Menge und Kombination, in der man es konsumiert.

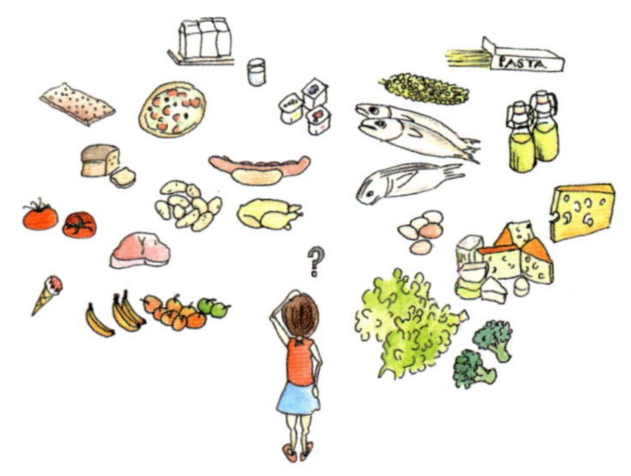

Das Schokoladenstückchen als Dessert im Anschluss an das bunte Gemüsegericht schadet weder der Gesundheit noch dem Gewicht, die Tafel Schokolade als Ersatz für eine Hauptmahlzeit ist da schon problematischer …

Tagesbedarf – Empfehlungen für den Speiseplan

Jenseits von Ernährungstrends gibt die Ernährungswissenschaft Empfehlungen zur täglichen Nährstoffmenge. Dabei liegt das Hauptaugenmerk auf den drei Makronährstoffen Kohlenhydrate, Eiweiß und Fett (s. Tab. 1.1, S. 14). Die empfohlenen Tagesmengen variieren in Abhängigkeit von Geschlecht, Körpergewicht und körperlicher Belastung.

Als allgemeine Grundregel gilt: Eiweiß dient als Baustoff für den Körper (s. Kap. 1, S. 30ff.), Kohlenhydrate liefern rasche Energie (s. Kap. 1, S. 22ff.), Fett unterstützt die Körperfunktionen (s. Kap. 1, S. 27ff.). Bei intensiver körperlicher Belastung sollte man daher besonders auf eine ausreichende Menge an Kohlenhydraten und Eiweiß achten.

Tab. 3.1: Täglicher Nährstoffbedarf für Tänzer in Abhängigkeit von Körpergewicht, Geschlecht und körperlicher Aktivität

Kohlenhydrate	
5–9 g pro kg Körpergewicht	Je intensiver das Training, desto mehr Kohlenhydrate werden benötigt: • leichtes Training (ca. 5 h/Woche): 5 g • mittleres Training (ca. 10 h/Woche): 7 g • intensives Training (> 15 h/Woche): 9 g
Eiweiß	
Frauen: 1,2–1,5 g pro kg Körpergewicht	Männer besitzen bei gleichem Gewicht eine höhere Muskelmasse als Frauen und haben damit einen höheren Eiweißbedarf. Bei intensivem Training, bei Muskelaufbau und bei Verletzung steigt der Eiweißbedarf.
Männer: 1,5–1,8 g pro kg Körpergewicht	
Fett	
1 g pro kg Körpergewicht	Der Fettbedarf bleibt unabhängig vom Training konstant.

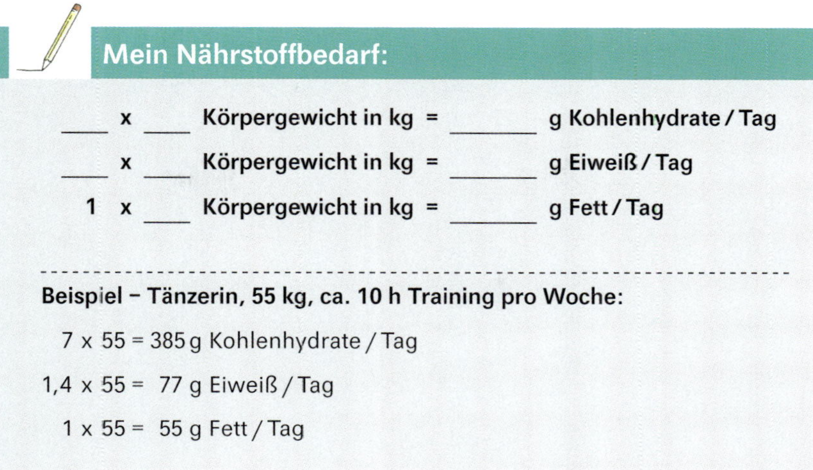

Um ein Gefühl dafür zu entwickeln, was die empfohlenen Nährstoffmengen in Lebensmitteln bedeuten, hier einige Beispiele für die praktische Umsetzung:

Tab. 3.2: Portionsgrößen von Lebensmitteln und ihre Mengen an Kohlenhydraten, Eiweiß und Fett

Beispiele Kohlenhydrate	Portionsgröße	Anteil Kohlenhydrate
Nudeln (roh)	100 g (2 Handvoll)	75 g
Reis (roh)	60 g (6 EL)	47 g
Haferflocken	60 g (6 EL)	35 g
Vollkornbrot	80 g (2 Scheiben)	34 g
Kichererbsen	70 g (7 EL)	31 g
Banane	120 g (1 Stück)	24 g
getrocknete Aprikosen	50 g (1 Handvoll)	24 g
Bohnen	70 g (7 EL)	23 g
Kartoffeln, mittelgroß	150 g (2 Stück)	23 g
Apfel	100 g (1 Stück)	11 g
Möhren	100 g (2 Stück)	10 g
Cashewnüsse	20 g (1 Handvoll)	6 g

Beispiele Eiweiß	Portionsgröße	Anteil Eiweiß
Putenbrust	100 g	24 g
Lachsfilet	100 g	20 g
Bohnen	70 g (7 EL)	18 g
Kichererbsen	70 g (7 EL)	13 g
Nudeln (roh)	100 g (2 Handvoll)	13 g
Tofu	100 g	9 g
Haferflocken	60 g (6 EL)	8 g
Frischkäse, körnig	50 g (5 EL)	7 g
Ei, groß	60 g	7 g
Vollkornbrot	80 g (2 Scheiben)	6 g
Naturjoghurt	150 g	5 g
Sonnenblumenkerne	20 g (2 EL)	5 g
Cashewnüsse	20 g (1 Handvoll)	3 g

Beispiele Fett	Portionsgröße	Anteil Fett
Lachsfilet	100 g	14 g
Öl	10 g (1 EL)	10 g
Sonnenblumenkerne	20 g (2 EL)	10 g
Cashewnüsse	20 g (1 Handvoll)	8 g
Ei, groß	60 g	6 g
Tofu	100 g	5 g
Kichererbsen	70 g (7 EL)	4 g
Haferflocken	60 g (6 EL)	4 g
Putenbrust	100 g	1 g
Vollkornbrot	80 g (2 Scheiben)	1 g
Bohnen	70 g (7 EL)	1 g
Kartoffeln, mittelgroß	150 g (2 Stück)	0,1 g
Banane	120 g (1 Stück)	0,1 g

Viele Nahrungsmittel lassen sich nicht nur einer bestimmten Nährstoffgruppe zuordnen. „Gesunde" Lebensmittel beinhalten neben unterschiedlichen Makronährstoffen einen ganzen Cocktail aus Vitaminen, Mineralstoffen und sekundären Pflanzenstoffen sowie Ballaststoffen. So gilt beispielweise Vollkornbrot als hochwertige Kohlenhydratquelle und liefert zusätzlich noch Eiweiß und geringe Mengen Fett sowie Mikronährstoffe, sekundäre Pflanzenstoffe und Ballaststoffe. Über eine ausgewogene Zusammensetzung an Makronährstoffen lässt sich auch der Bedarf an Mikronährstoffen abdecken – vorausgesetzt der Speiseplan bietet ausreichend Platz für wenig verarbeitete, frische Produkte von guter Qualität.

Achtung bei „leeren Kalorien"! So werden stark verarbeitete Lebensmittel bezeichnet, die dem Körper zwar Kalorien in Form von Kohlenhydraten, Eiweiß und Fett liefern, jedoch kaum Vitamine, Mineralstoffe und sekundäre Pflanzenstoffe enthalten. Typische Vertreter „leerer Kalorien" sind zuckerreiche Speisen und Getränke, Produkte aus Weißmehl sowie Alkohol. Diese sollte man daher nur in Maßen konsumieren.

Frühstück – Start in den Tag

„Frühstücken wie ein Kaiser" oder doch lieber länger schlafen? Bezüglich der ersten Mahlzeit des Tages gehen die Meinungen und Gewohnheiten stark auseinander. Der eine bekommt morgens keinen Bissen herunter, der andere wird ohne sein gewohntes Frühstück gar nicht richtig wach. Argumente für ein gutes Frühstück gibt es genug: Es bereitet auf den Tag vor, füllt die während der Nacht geleerten Glykogenspeicher auf, hebt den Blutzuckerspiegel und kurbelt den Stoffwechsel an, Flüssigkeit gleicht den Wasserhaushalt

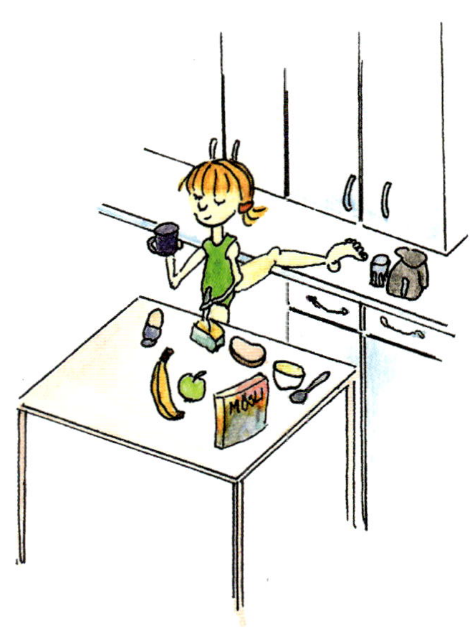

aus – der Körper ist fit für den Tag. Ein guter Grund, den ersten Energieboost des Tages nicht zu verschenken. Trotzdem startet so mancher Tänzer mit einem minderwertigen oder gänzlich ohne Frühstück in den Trainingstag. „Mit vollem Magen kann ich nicht trainieren", „so früh habe ich keinen Hunger", „das schaffe ich zeitlich nicht", das sind typische Antworten auf die Frage nach den Frühstücksgewohnheiten. Hier lohnt es sich, die eigenen Vorlieben genauer unter die Lupe zu nehmen, denn wenn das Frühstück beim morgendlichen Training unangenehm im Magen liegt, kann das auch an der Zusammenstellung liegen; wenn man am Morgen keinen Hunger hat, ist möglicherweise die späte Mahlzeit vom Vorabend schuld.

Milchkaffee und Croissant sind als Start in den Tag vor dem morgendlichen Training wenig hilfreich: Der schnelle Zuckerschub ist bis zum Trainingsbeginn bereits verpufft, der Insulinspiegel steigt, der Blutzucker sinkt, die Energie fällt in den Keller.

Manche Tänzer glauben, dass morgendliches Training ohne Frühstück beim Abnehmen hilft. Doch wer mit leerem Magen trainiert, dem fehlt die Energie fürs Tanzen, der zwingt den Körper, auf Sparflamme zu fahren. Das kann sich durch Muskelschwäche und Koordinationsprobleme, aber auch durch Schwindel und Übelkeit bemerkbar machen – keine gute Basis für ein effektives Tanztraining. Trainieren Tänzer, ohne vorher zu frühstücken, bekommen viele während oder spätestens nach dem Training Heißhunger auf Süßes. Auch das ist keine gute Grundlage für den weiteren Trainingstag.

TIPP

Trainieren Sie zu frühstücken: Frühstücken Sie für zwei Wochen täglich und spüren Sie selbst den Unterschied!

Selbst wenn es ungewohnt ist: Als Tänzer lohnt es sich, das Frühstücken zu trainieren! Hilfreich ist es, mit kleinen Mengen anzufangen und diese ganz allmählich zu steigern. Auch sollte man fürs Frühstücken genügend Zeit einplanen oder – wenn es morgens eng wird – das Frühstück schon am Vorabend vorbereiten. Es gilt ebenfalls: Abwechslung und Vielfalt erhöhen den Genuss!

Kaltes Frühstück

In unseren Breiten ist ein kaltes Frühstück gängig. Kalte Speisen können meist einfach zubereitet werden, hier ist man mit Brot oder Müsli gut bedient.

Vollkornbrot mit süßem oder pikantem Belag

Bei dieser einfachen und schnellen Frühstücksvariante sollte man besonders auf die Qualität des Brotes achten: Vollkornbrot liefert komplexe Kohlenhydrate und stellt durch deren relativ langsame Aufspaltung und Aufnahme dem Körper für längere Zeit Energie bereit. Dabei bedeutet die Bezeichnung Vollkorn nicht, dass tatsächlich das ganze Korn enthalten sein muss, denn dies kann bei so manchem zu Völlegefühl, Blähungen und Verdauungsproblemen führen. Brot aus Vollkornmehl ist da oft besser verträglich. Idealerweise sollte das Brot wenig Zusatzstoffe wie Backtriebmittel oder Konservierungsstoffe enthalten. Am besten sucht man sich einen Bäcker, dessen Produkte ansprechend sind, und erkundigt sich dort nach der Zusammensetzung und den Inhaltsstoffen.

Vorschlag für die Zubereitung:
Belag süß: nach Geschmack Butter – Margarine ist meist keine gute Alternative, da sie oft stark verarbeitetet ist und viele gehärtete Fette enthält (s. Kap. 1, S. 29f.) – mit Marmelade, Honig, Tahin (Sesammus), Nussmus u. Ä. Bei allen Aufstrichen sollte man auf künstliche Zusätze wie zugesetzten Zucker und Konservierungsstoffe achten: Je weniger davon enthalten sind, desto besser.
Belag pikant: nach Geschmack Butter mit Putenschinken, Käse, Gemüse, Kräutern u. Ä. – hier kann man der eigenen Kreativität freien Lauf lassen.

Müsli

Genau genommen versteht man unter Müsli eine Zubereitung aus unterschiedlichen Getreideflocken, die mit Frisch- und / oder Trockenobst und Flüssigkeit vermengt werden. Doch unter den zahlreichen Müslisorten im Supermarkt finden sich neben naturbelassenen Flockenmischungen auch Crunchy-Müsli, Cornflakes oder Schokopops. Hier ist Vorsicht geboten, denn oft handelt es sich dabei um Produkte aus stark verarbeitetem Getreide, die mit zusätzlichem Zucker und Süßungsmitteln versetzt sind. Auch das „Bio"-Siegel schützt nicht automatisch vor einem Zuviel an Zucker oder anderen künstlichen Zutaten. Um aus der Vielfalt der Müslimischungen das für sich passende

Bei fertigen Müslimischungen auf Inhalts- und Zusatzstoffe achten! Bereitet man das Müsli schon am Vorabend zu, kann es besser durchziehen und ist leichter verdaulich.

Produkt auszuwählen, sollte man daher das Etikett genau studieren und auf die Inhaltsstoffe achten (s. Kap. 5, S. 100f.). Alternativ kann man sich das Müsli auch selbst zusammenstellen: Eine einfache Mischung aus einer oder mehreren Sorten Getreideflocken, dazu je nach Geschmack Trockenfrüchte wie Rosinen, Datteln oder Beeren und / oder Nüsse und Samen. Verfeinert man das Ganze noch mit frischem Obst, hat man ein nahrhaftes Müsli, welches zudem meist noch günstiger ist als Fertigmüsli.

Vorschlag für die Zubereitung:
Müsli mit Milch, Joghurt, Wasser, Fruchtsaft oder Soja-, Hafer-, Nussdrink zubereiten und anschließend mit frischen Früchten, Nussmus etc. verfeinern. Vorsicht bei Milch oder Joghurt direkt aus dem Kühlschrank, denn die kalten Milchprodukte können dazu führen, dass das Müsli nur schwer verdaut wird und unangenehm im Magen liegt. Hilfreich ist es, das Müsli bereits am Vortag mit Flüssigkeit „anzusetzen", dann kann es über Nacht durchziehen und ist leichter verdaulich. Bereitet man gleich eine große Schüssel für mehrere Portionen vor, hat man für die nächsten Tage neben einem schnell zubereiteten Frühstück auch einen leckeren Snack zur Hand.

Für alle Getreidesorten gilt: Je unbehandelter das Korn, desto höher der Nährstoffgehalt. Denn mit dem Verarbeitungsprozess gehen Vitamine, Mineralstoffe und sekundäre Pflanzenstoffe verloren, sei es durch die Entfernung der Schale oder durch Wärme- und Lichteinwirkung. Daher nimmt die Nährstoffdichte von Vollkorn (ganzes Korn) über Getreideflocken (gequetschtes Korn), Grieß (zerkleinertes Korn) bis hin zu Mehl (gemahlenes Korn) ab.

Warmes Frühstück

In einigen Ländern ist das Frühstück bereits die erste warme Mahlzeit des Tages. Es mag zwar aufwendig klingen, doch für viele Tänzer ist ein warmes Frühstück als Einstieg in den Tag die ideale Energie- und Wärmequelle – nicht nur im Winter.

Getreidebrei – Porridge mit Variationen

Als klassisches Porridge bezeichnet man einen Brei aus Haferflocken oder -mehl, der mit Wasser und / oder Milch gekocht wird. Neben Hafer eignen sich aber auch andere Getreidesorten in Form von Flocken oder Grieß. Bevorzugt man eine körnigere Konsistenz, kann man auch Hirse, Reis oder Buchweizen wählen. Im Vergleich zu Müsli hat ein warmer Getreidebrei einen klaren Vorteil: Er ist leichter verdaulich und damit für viele Tänzer eine interessante Frühstücksalternative, die es lohnt auszuprobieren.

Vorschlag für die Zubereitung:
4–6 gehäufte Esslöffel Getreidevollkorn, -flocken oder -grieß. Idealerweise sollte man die Getreidesorten regelmäßig wechseln. Das Getreide mit doppelt so viel Wasser, Milch, Soja-, Hafer- oder Nussdrink kochen. Dabei brauchen Getreideflocken etwa 3–5 Minuten, Hirse etwa 10 Minuten und Buchweizen etwa 12 Minuten, bis das Frühstück fertig ist. Allgemein gilt: Je gröber das Getreide, desto länger die Kochzeit. Weicht man das Getreide am Vorabend ein, kann man die Kochzeit am nächsten Morgen verkürzen. Als Schnellvariante kann man Flocken auch direkt mit heißem Wasser übergießen und kurz durchziehen lassen.

Getreidebrei gibt lange Energie, ist preisgünstig und – da gekocht – leicht verdaulich. Bei Vorbereitung am Vorabend dauert das morgendliche Kochen nicht länger als die Zubereitung eines belegten Brotes. Der Getreidebrei kann in Transportboxen gut mitgenommen werden und eignet sich auch kalt als Snack zwischendurch.

Je nach Geschmack kann der Getreidebrei verfeinert werden: die süße Variante mit frischem Obst als Topping, mitgekocht oder als Fruchtmus beigemengt, oder die pikante Variation mit Gemüse. Zusätzlich kann man Nüsse, Samen, Trockenfrüchte, Kokosflocken und Gewürze wie Zimt, Kardamom oder Curcuma zugeben. Mit Agavendicksaft, Ahornsirup oder Honig bekommt der Brei zusätzliche Süße.

Rührei

Rührei ist eine pikante, eiweißreiche Frühstücksvariante. Damit neben dem Eiweiß auch genügend Energie getankt wird, sollte man zusätzlich Kohlenhydrate wie beispielsweise Brot oder Gemüse essen.

Rührei mit verschiedenen Beilagen ist eine empfehlenswerte Abwechslung, wenn mehr Zeit zum Frühstücken zur Verfügung steht.

Vorschlag für die Zubereitung:
Ei, Öl für die Pfanne. Nach Belieben mit Gemüse, Käse, Tofu, Pilzen, Schinken, Schnittlauch, frischen Kräutern, Gewürzen, Salz, Pfeffer u. Ä. verfeinern.

Hauptmahlzeit – Basis der Fitness

Hauptmahlzeiten sind die größten Essensportionen des Tages. In unseren Breitengraden haben sich Mittag- und Abendessen als sogenannte volle Mahlzeiten etabliert. Die dabei gängigen Portionsgrößen sind für viele Tänzer nur schwer in den Tagesablauf zu integrieren. Denn zum Verdauen einer Hauptmahlzeit braucht der Körper Zeit: je größer die Portion, desto länger dauert der Prozess. Im Idealfall sollten zwischen Hauptmahlzeit und nachfolgendem Tanztraining zwei bis drei Stunden liegen. Erst dann ist die Verdauung so weit fortgeschritten, dass weder ein voller Magen noch Müdigkeit das Training behindern. Da Pausen im Tanzalltag häufig weniger als zwei Stunden betragen, fällt das Mittagessen als Hauptmahlzeit für viele Tänzer weg. Damit der Körper trotzdem für den restlichen Tag ausreichend versorgt ist, ist gutes Zeitmanagement gefragt; je voller der Trainingstag, desto wichtiger ist daher eine gute Essensplanung (s. Kap. 4, S. 85ff.).

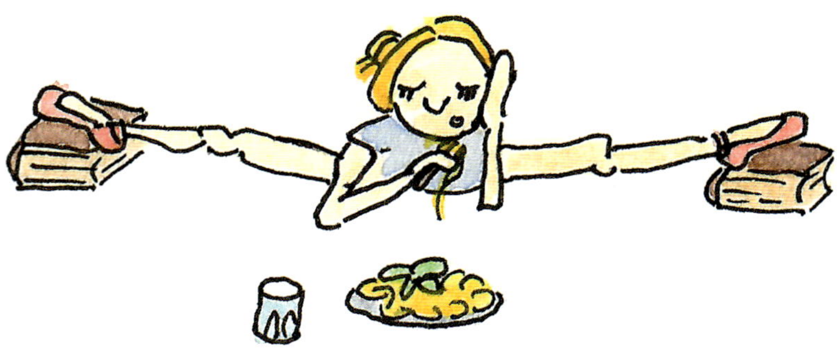

Hauptmahlzeit – das verbinden viele damit, in Ruhe vorzubereiten, zu kochen und zu essen, um anschließend zu entspannen und gut zu verdauen. Was mittags kaum möglich ist, lässt sich abends nach dem Trainingstag am ehesten einplanen. Daher stellt das Abendessen für viele Tänzer die Hauptmahlzeit dar, vorausgesetzt der Abend ist frei von Vorstellung und Proben. Jedoch gilt es, vorsichtig zu sein bei großen Portionen kurz vor dem Schlafengehen, denn mit vollem Bauch schläft es sich meist nicht gut. Idealerweise sollte man daher zwei bis drei Stunden zwischen dem Abendessen und dem Zubettgehen einplanen. Doch wenn das späte Abendessen die einzige Möglichkeit für eine Hauptmahlzeit darstellt, müssen Prioritäten gesetzt werden. Dann ist die ausreichende Kalorienzufuhr wichtiger als der Zeitabstand bis zum Schlafen.

Eine Hauptmahlzeit vor dem Training sollte reich an Kohlenhydraten sein, denn Kohlenhydrate liefern Energie und machen den Körper fit für die Belastung. Nach dem Tanzen empfiehlt sich eiweißreiche Kost, denn Eiweiß ist wichtig für die Regeneration und zudem leicht verdaulich.

Egal zu welcher Tageszeit, ob morgens, mittags, nachmittags oder abends, mindestens einmal pro Tag sollte man sich eine warme Mahlzeit gönnen. Die Wärme tut nicht nur dem Magen gut, warmes Essen regt die Magensäfte an, beschleunigt die Enzymtätigkeit und unterstützt die Verdauung – und zahlreiche Lebensmittel sind gekocht überhaupt erst genießbar.

TIPP

Erweitern Sie Ihre Essgewohnheiten: Probieren Sie mindestens einmal im Monat ein neues Rezept!

Auch wenn die Zeit knapp ist: Es lohnt sich, selbst zu kochen. Das Repertoire an einfachen, schnellen und wohlschmeckenden Gerichten ist riesig, hier kann jeder für sich das Passende finden. Nur wenn man sein Essen selbst zubereitet, weiß man, was tatsächlich enthalten ist, und kann seinen Bedürfnissen und seinem Geschmack entsprechend variieren. Hilfreich ist es, auch mal eine Portion mehr zu kochen, die man entweder gleich für den nächsten Tag bereitstellt oder für später einfriert.

Salat als Hauptmahlzeit

Blattsalate sind reich an Vitaminen, Mineralstoffen und sekundären Pflanzenstoffen, geben aber wenig Energie. Damit Salat zur

Hauptmahlzeit wird, sollte man ihn mit komplexen Kohlenhydraten aufpeppen. So kann man als Basis neben Blattsalat auch Couscous, Bulgur, Nudeln, Bohnen, Linsen, Erbsen oder Kichererbsen verwenden, auch frisches Gemüse eignet sich als zusätzliche Kohlenhydrat- und Vitaminquelle. Gesunde Toppings (s. Kap. 5, S. 106f.) wie getoastetes Brot, geriebener Käse, Schafskäse sowie Eier, Fleischstücke, Tofu oder Nüsse und Samen liefern zusätzlich Kohlenhydrate, Eiweiß und Fett. Bei der Auswahl von Salat und Gemüse auf verschiedenfarbige Sorten achten: je bunter der Salatteller, desto vielfältiger der Nährstoffcocktail! Auch Obst wie Orangenstückchen, Granatapfelkerne oder Rosinen können den Salat verfeinern. Ein selbst gemachtes Salatdressing bietet unendliche Geschmacksvariationen und liefert zudem hochwertige Nährstoffe.

Der „Drittel-Teller" – gesunde Ernährung auf einen Blick

Nicht die Portionsgröße bestimmt die Qualität der Hauptmahlzeit. Erst die Vielfalt und Kombination der unterschiedlichen Nährstoffe macht die Hauptmahlzeit zu einer optimalen Energie- und Baustoffquelle. Um bei der Zusammenstellung keine wichtigen Nährstoffe zu vergessen, bietet die „Drittel-Teller-Methode" eine einfache und praktikable

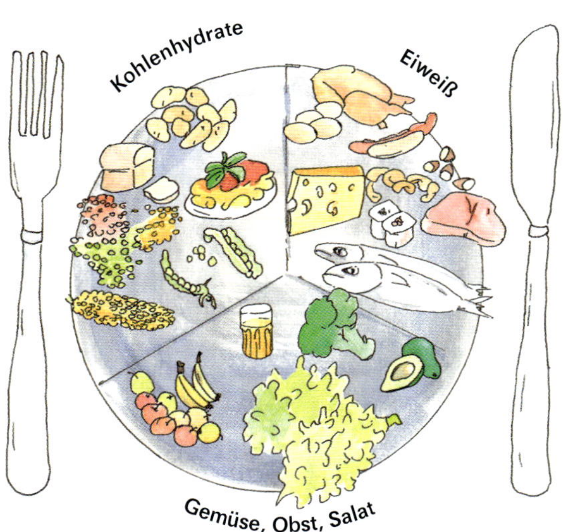

Abb. 3.1: Der „Drittel-Teller": Vielfalt auf einen Blick.
Modifiziert nach „The eatwell plate", Public Health England, 2014.

Hilfestellung: Die Hauptmahlzeit sollte zu je einem Drittel aus kohlenhydratreichen Lebensmitteln, aus eiweißreicher Nahrung und aus Salat, Gemüse und / oder Obst bestehen. Der Fettbedarf wird dabei automatisch mit gedeckt. Denn nicht vergessen: Eiweißhaltige Nahrungsmittel wie Milchprodukte, Fleisch, Fisch oder Nüsse aber auch Gemüse enthalten Fett, wenn auch für das Auge meist nicht sichtbar.

Snacks – Energie für zwischendurch

Gesunde Snacks zwischendurch sind für den Tänzer Gold wert. Klug ausgewählt unterstützen sie die Konzentration über den Tag, halten den Blutzucker stabil, vermeiden „Energielöcher" und lassen Heißhungerattacken erst gar nicht aufkommen. Die kleinen Portionen zwischendurch versorgen den Körper mit Nährstoffen und sind für den Magen-Darm-Trakt kaum belastend. Auch wenn es die Werbung suggeriert: Snacks sind nicht gleichbedeutend mit Schokoriegeln, Sportgels oder Energiedrinks. Diese sind zwar gut verpackt und bequem mitzunehmen, doch als stark industriell verarbeitete Nahrung liefern sie dem Körper außer rascher Energie kaum natürliche Nährstoffe. Für den täglichen Verzehr sind sie daher wenig geeignet. Doch es gibt zahlreiche natürlichere Alternativen, die nicht nur für geschmackliche Abwechslung sorgen, sondern auch den Geldbeutel schonen. Bei der Auswahl der eigenen Snackfavoriten sind die Vorlieben verschieden; der eine genießt den saftigen Apfel, der andere bevorzugt eine eigene Fruchtjoghurtkreation. Wichtig ist: Ein Snack sollte rasch Energie geben und beim Tanzen nicht schwer im Magen liegen.

Wer permanent Heißhunger auf süße Snacks hat, sollte seine Ernährung genauer unter die Lupe nehmen.

TIPP

Gekochte Kartoffeln vom Vortag eignen sich ideal als Snack zwischendurch. Kochen Sie also ruhig mal mehr Kartoffeln, als Sie für die warme Mahlzeit benötigen.

Frisches Obst und Gemüse

Geputzte und geschnittene Gemüsestreifen wie beispielsweise Paprika, Möhren oder Kohlrabi sind kleine, appetitliche Sattmacher für zwischendurch. Auch Obst, komplett oder zerkleinert, liefert neben

Kohlenhydraten und Ballaststoffen viele Vitamine, Mineralstoffe und sekundäre Pflanzenstoffe. Wenn es schnell gehen muss, ist ein Glas Frucht- oder Gemüsesaft ein wertvoller Nährstofflieferant. Doch Achtung: Bei Obst und rohem Gemüse sollte man auf die Verträglichkeit achten. Kommt es zu Blähungen, Unwohlsein oder reagiert der Magen, kann dies sowohl an der Menge als auch am Nahrungsmittel selbst liegen. Dann lohnt es sich möglicherweise, die Portion zu verkleinern und / oder andere Sorten auszuprobieren.

Fruchtjoghurt selbst gemacht

Naturjoghurt mit Früchten selbst gemischt schmeckt nicht nur frischer als fertig gekaufter Fruchtjoghurt, er enthält auch mehr Vitamine und deutlich weniger Zucker und Aromastoffe. Denn echte Früchte sucht man im Fruchtjoghurt zum Teil vergeblich und im 150 g-Becher können bis zu 5 Stück Würfelzucker versteckt sein. Der Aufwand für einen selbst gemachten Fruchtjoghurt ist minimal: Früchte mit Naturjoghurt mischen, nach Geschmack süßen und mit Toppings wie Nüssen oder Schokostreuseln garnieren. Schon ist ein eiweiß- und vitaminreicher Snack fertig, den man nur noch in ein geeignetes Transportgefäß füllen muss.

Fruchtschnitten und Müsliriegel

Fruchtschnitten und Müsliriegel sind praktische Energielieferanten für zwischendurch. Doch die Qualität kann stark variieren. Daher sollte man beim Kauf die Etiketten genauer unter die Lupe nehmen (s. Kap. 5, S. 100f.) und Produkte mit unnötigem Zuckerzusatz sowie künstlichen Zusatzstoffen und Konservierungsmitteln möglichst meiden.

Trockenfrüchte

Getrocknete Früchte sind als haltbarer Snack eine gute Wahl. Wie ihre frischen „Kollegen" liefern sie Kohlenhydrate, Vitamine, Mineralstoffe, sekundäre Pflanzenstoffe und Ballaststoffe. Doch Vorsicht bei der Menge: Trockenfrüchte haben den gleichen Zuckergehalt wie frisches Obst, erscheinen durch die Trocknung aber kleiner. Das verleitet schnell dazu, mehr zu essen. Daher immer die Relation zur Stückzahl von frischem Obst im Auge behalten, denn größere Mengen Trockenfrüchte können den Magen-Darm-Trakt empfindlich belasten. Finger weg von kandierten Trockenfrüchten, sie besitzen einen sehr hohen Zuckergehalt. Zur besseren Haltbarkeit werden Trockenfrüchte häufig geschwefelt. Generell ist geschwefeltes Obst nicht ungesund, allerdings führen größere Mengen bei manchen Menschen zu Kopfschmerzen oder Übelkeit. Wer beim Einkauf die Wahl hat, entscheidet sich besser für ungeschwefelte Trockenfrüchte, auch wenn dies teilweise zu Lasten der Optik geht.

Nüsse

Wegen ihres hohen Gehalts an B-Vitaminen sind Nüsse als Nervennahrung bekannt. Doch Nüsse bieten noch mehr: Sie enthalten leicht verdauliches Eiweiß, ungesättigte Fettsäuren, Magnesium, Calcium sowie Eisen. Auch in Kombination mit Trockenfrüchten als „Studentenfutter" bekannt, sind sie ein guter Snack für Kraft und Kondition. Nussmus ist als Brotaufstrich beliebt, etwa auf der Basis von Haselnüssen, Mandeln, Erdnüssen, Cashew- oder Macadamianüssen. Doch Achtung: Auch hier sollte man auf unnötigen Zuckerzusatz und künstliche Zusatzstoffe achten. Je nach Marke und Zusammensetzung gibt es große qualitative Unterschiede.

Eine Handvoll Nüsse am Tag sorgt für wichtige B-Vitamine und Mineralstoffe.

Getreidebrei und Müsli

Sie eignen sich nicht nur als gehaltvolles Frühstück (s. S. 59ff.), Getreidebrei oder Müsli sind auch ein perfekter Snack für zwischendurch. Einfach am Abend oder beim Frühstück eine Portion mehr zubereiten und in der Transportbox für den Tag mitnehmen.

Brot mit Belag

Vollkornbrot, je nach Verträglichkeit mit ganzen Körnern oder aus feingemahlenem Vollkornmehl (s. S. 62), liefert komplexe Kohlenhydrate und abhängig vom Belag zahlreiche weitere Nährstoffe. Je bunter und kreativer die Zusammensetzung, desto vielfältiger der Nährstoffcocktail. Auch ein „langweiliges" Käsebrot lässt sich mit Salat, Gemüse oder Sprossentopping geschickt verfeinern. Als Variante zu Vollkornbrot bieten sich auch Knäckebrot, Mais-, Reis-, oder Amaranthwaffeln an. Sie liefern rasche Energie, sättigen und liegen nicht im Magen. Anstelle von Brot mit Aufstrich oder Belag versehen, bieten sie eine alternative Geschmacksnote.

Smoothies

Smoothies sind hip, doch was sich dahinter genau verbirgt, dafür gibt es keine klare Definition. Meist werden Shakes aus frischem, püriertem Obst und / oder Gemüse gemischt mit Flüssigkeit als Smoothies bezeichnet. Im Gegensatz zu Frucht- und Gemüsesäften wird dabei die ganze Frucht, oft auch mit Schale, verarbeitet. Anschließend wird das pürierte Obst und / oder Gemüse je nach Rezept beispielsweise mit Wasser, Tee, Milch, Haferdrink oder Kokoswasser gemischt. Aufgrund seiner hohen Nährstoffdichte ist der Smoothie ein sehr gehaltvoller Snack, und genau darin liegt die Krux: Die hohe Menge an Obst und / oder Gemüse kann den Magen-Darm-Trakt belasten und die Verdauung erschweren. Daher Vorsicht bei der Dosierung! Fertigprodukte oder frische Smoothies aus der Saftbar sind zudem oft teuer. Eine gute Alternative ist es, Smoothies selbst zuzubereiten und zur besseren Verträglichkeit als Smoothie-Schorle mit zusätzlicher Flüssigkeit zu verdünnen.

Wissenswertes für die Praxis

Bunt und variantenreich essen – das ist eine Zauberformel der Ernährung. Was so einfach klingt, fällt im Alltag oft nicht leicht. Schnell steckt man in Gewohnheiten fest, greift zu Altbekanntem und wagt kaum einen Ausflug in neues, ungewohntes Essensterrain. Fünfmal pro Woche Nudeln mit der gleichen Gemüse-Tomatensauce bieten weder geschmacklich noch von Seiten der Nährstoffzusammensetzung große Vielfalt – und die immer gleiche Apfelsorte lässt auch die größte Lust auf frisches Obst abflauen. Neben dem vollen Trainingspensum auch noch ans kreative Essen denken zu müssen, das kann leicht überfordern. Es muss nicht das exotische Menü sein; schon ein paar einfache Tipps können helfen, die Ernährungsgewohnheiten aufzupeppen.

Die Sinne essen mit

Wer mit allen Sinnen isst, bringt ganz automatisch Abwechslung in seine Ernährung. Ist der Speiseplan gefüllt mit Nahrungsmitteln, die unsere fünf Sinne ansprechen – die unterschiedlich schmecken und riechen, verschieden aussehen, beim Essen verschiedenartige Geräusche machen und sich beim Kauen unterschiedlich anfühlen –, bekommt der Körper eine breite Fülle an Nährstoffen; dann ist einseitige Ernährung sicher kein Problem.

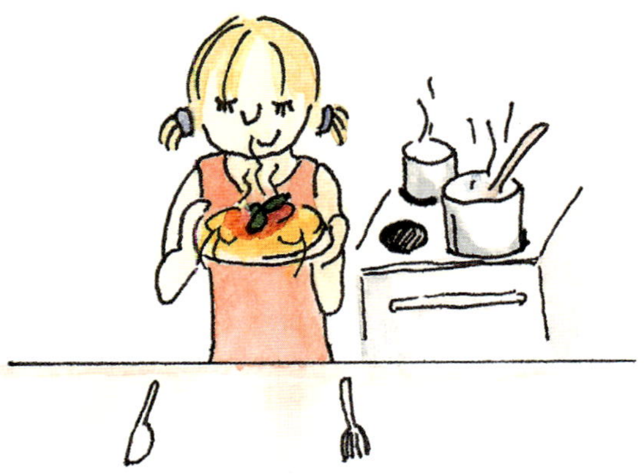

Schmecken
Unser Geschmacksinn ermöglicht es, zwischen süß, sauer, bitter, salzig und würzig zu unterscheiden. Man sollte ruhig mal genauer „hinschmecken" und neben vertrauten Lebensmitteln auch neue Geschmacksrichtungen ausprobieren. Denn Geschmack kann sich wandeln, und selbst einst verpönte Speisen können Jahre später den Aufstieg in die eigenen Nahrungsmittelfavoriten schaffen.

Riechen
Der Geruch einer Speise trägt ganz wesentlich zu ihrem Geschmack bei. Mit verstopfter Nase schmeckt selbst die Lieblingsspeise fahl. Der Geruch beeinflusst unseren Appetit, regt die Verdauung an und kann Hungergefühl auslösen. Wer kennt nicht den knurrenden Magen, wenn der leckere Essensduft aus der Nachbarwohnung herüberweht?

Sehen
Verschiedenfarbiges Essen ist nicht nur optisch ansprechend, bunte Früchte und Gemüsesorten leisten einen großen Beitrag zur Gesundheit. Denn je farbenfroher der Obst- und Gemüsemix, desto vielfältiger der enthaltene Vitamincocktail. So bietet ein roter Apfel eine andere Nährstoffzusammenstellung als eine grüne Gurke, eine gelbe Aprikose oder ein weißer Kohlrabi.

Hören
Es lohnt auch mal hinzuhören, wie das Lebensmittel beim Essen klingt. Die knackige Paprika oder das weiche Brot – der andersartige Klang verrät die unterschiedliche Konsistenz.

Fühlen
Ob weich, hart, cremig, zäh oder flüssig, der Gaumen freut sich über unterschiedliche „Materialien". Auch der Kaumuskulatur und den Zähnen tut die Abwechslung gut.

Warm oder kalt?

Die Gewohnheiten sind unterschiedlich, doch zumindest einmal am Tag sollte man als Tänzer warm essen. Dabei ist der „ideale" Zeitpunkt für die warme Mahlzeit individuell verschieden, der eine bevorzugt das warme Mittagessen, der andere genießt die Ruhe am Abend für ein entspanntes warmes Mahl. Wenn es zeitlich tagsüber mit einem warmen Essen nicht klappen will, kann man auch auf ein warmes Frühstück ausweichen (s. S. 63f.). Bei kalten Händen und Füßen, bei häufigen Infekten oder in der kalten Jahreszeit ist ein warmes Essen auch mehrmals am Tag zu empfehlen. Eine warme Mahlzeit gibt ein angenehm wärmendes Gefühl und erleichtert die Verdauung. Zudem sind zahlreiche Lebensmittel nur gekocht zum Verzehr geeignet, da ihre Inhaltsstoffe durchs Erhitzen erst genießbar werden. Doch zu langes Kochen kann dem Kochgut auch schaden, so verliert „verkochtes" Gemüse neben seiner Frische und Konsistenz auch einen Großteil seiner Vitamine. Kaltes Essen wie Rohkost oder frische Salate wiederum beinhalten zwar das ganze Potpourri ihrer Mikronährstoffe, so mancher bekommt jedoch beim Verzehr größerer Mengen Rohkost Probleme mit der Verdauung. Wenn Rohkost lange im Magen liegt, wenn es zu Blähungen kommt und man sich unwohl fühlt, sollte man ein Augenmerk auf den Zeitpunkt und die Menge legen. Denn viele können einen bunten Salatteller tagsüber gut verdauen, ein Genuss am späten Abend stresst dagegen den Magen-Darm-Trakt.

TIPP

Mischen Sie Gekochtes mit Rohem: Fügen Sie Ihrer warmen Mahlzeit etwas Frisches hinzu, z. B. einen kleinen Salat als Vorspeise, frische Kräuter als Topping oder Obst als Dessert. So gestalten Sie Ihr Essen nährstoffreich.

Zucker – gewusst wie

Süße Nahrungsmittel sind beliebt. Das hat unterschiedliche Gründe und einer davon sind unsere Gene. Wir haben eine genetische Vorliebe für

Süßes, denn in der Natur ist Süßes meist genießbar. Jahrhundertelang war die Menschheit daher beim Verzehr von Süßem auf der sicheren Seite. Heute sieht das anders aus: Der Zuckerkonsum ist enorm – 36 kg Zucker nimmt ein Erwachsener pro Jahr durchschnittlich zu sich, das entspricht etwa 100 g pro Tag. Leicht führt das in einen Teufelskreis, denn durch den hohen Zuckerkonsum stumpfen unsere Geschmacksknospen ab; dann braucht man mehr und mehr, um den süßen Geschmack überhaupt noch wahrzunehmen.

TIPP

Befreien Sie sich aus dem Zucker-Teufelskreis: Reduzieren Sie Schritt für Schritt Ihren Konsum an sichtbarem Zucker. Sie werden merken, wie Ihre Geschmacksknospen wieder erwachen und Sie den süßen Geschmack mit der Zeit viel stärker wahrnehmen.

Streng genommen steht der Begriff „Zucker" für alle Formen von Kohlenhydraten, denn Kohlenhydrate bestehen, chemisch betrachtet, aus langen Ketten unterschiedlicher Zuckermoleküle (s. Kap. 1, S. 22f.). Doch wenn wir im täglichen Leben von Zucker sprechen, denken wir meist an weißen, raffinierten Zucker, wie er sich in den Zuckerdosen vieler Haushalte findet. Dieser Zucker liefert dem Körper zwar rasche Energie, doch darüber hinaus hat er wenig zu bieten, denn die im Ausgangsprodukt, in Zuckerrohr und Zuckerrübe, vorhandenen Vitamine und Mineralstoffe gehen bei der Raffination verloren.

Hat man häufig Lust auf Süßes, kann das auch an einer einseitigen Ernährung liegen. Wenig komplexe Kohlenhydrate oder Fett in der Nahrung können Heißhunger auf Süßigkeiten machen.

Tab. 3.3: Zucker verbirgt sich hinter vielen Namen

Saccharose, Maltose, Maltodextrin, Glukose, Dextrose, Fruktose, Fruktose-Glukosesirup, Oligofruktose, Laktose, Fruchtsaftkonzentrate, Fruchtsüße, Karamellsirup, Gerstenmalz, Inulin, Milchpulver, Süßmolkenpulver

Vollrohrzucker, Rohrohrzucker oder Honig sind weniger stark verarbeitete Süßungsmittel und enthalten neben dem Zuckeranteil zusätzliche Nährstoffe wie Vitamine, Mineralstoffe und sekundäre Pflanzenstoffe. Ahornsirup, Agavendicksaft, Fruchtdicksäfte (beispielsweise Apfel-, Birnen- oder Traubendicksaft) sowie Zuckerrübensirup oder Reissirup besitzen eine höhere Süßkraft als Zucker, daher reichen hier bereits kleine Mengen, um die erwünschte Süße herzustellen. Noch recht neu auf dem Süßungsmittelmarkt ist Stevia, das „Süßkraut". Dieses pflanzliche Süßungsmittel ist kalorienfrei und hat im Vergleich zu Glukose eine 300-fache Süßkraft. Sein lakritzeartiger Beigeschmack wird von manchen als störend empfunden. Vorsicht bei der Dosierung, denn durch die extreme Süße werden die Geschmacksknospen leicht überreizt.

Tab. 3.4: Überblick über natürliche und künstliche Süßungsmittel

	Kalorienhaltig	Vitamine, Mineralstoffe, sekundäre Pflanzenstoffe	Einfluss auf Blutzuckerspiegel	Stärkere Süßkraft als weißer Zucker	Empfehlenswert
Natürliche Süßungsmittel					
Weißer Zucker, brauner Zucker, Kandiszucker	✔		✔		
Vollrohrzucker, Rohrohrzucker	✔	✔	✔		✔
Honig	✔	✔	✔	✔	✔
Ahornsirup, Agavendicksaft, Zuckerrübensirup, Reissirup, Fruchtdicksäfte (z. B. Apfel-, Birnen- oder Traubendicksaft)	✔	✔	✔	✔	✔
Stevia				✔	✔
Künstliche Süßungsmittel					
Zuckeraustauschstoffe (z. B. Sorbit, Mannit, Xylit)	✔				
Süßstoffe (z. B. Aspartam, Saccharin, Cyclamat, Acesulfam-K)				✔	

Zahlreichen Lebensmitteln wird Zucker als Geschmacksverstärker und Konservierungsmittel künstlich zugesetzt. Die sogenannten versteckten Zucker machen einen Großteil unseres täglichen Zuckerkonsums aus. Selbst pikante Lebensmittel wie Chips, Instantsuppen oder andere Fertiggerichte enthalten häufig Süßungsmittel. Vorsicht auch bei Lebensmitteln, auf denen das Label „ohne Zucker" oder „zuckerfrei" prangt. Hier sind als Süßungsmittel meist künstliche Süßstoffe zugesetzt.

TIPP

Reduzieren Sie Getränke und Nahrungsmittel mit zusätzlichem Zuckerzusatz. Das sind „leere Kalorien", die außer Gewichtszunahme nicht viel bringen.

Lieblingsspeise – Essen zum Wohlfühlen

Die Schokolade, die man sich zur Belohnung gönnt, der Griff in die Chipstüte, der dabei hilft zu entspannen, das Rezept von Mama, damit es wie früher schmeckt – wer kennt das nicht? „Wohlfühlnahrung" ist wichtig für die Seele. Im Laufe des Lebens entwickelt jeder seine eigenen Vorlieben, es kristallisieren sich Lieblingsgerichte und bevorzugte Speisen heraus, die man mit einem ganzen Potpourri an positiven Gefühlen verbindet. Sie bringen Geborgenheit, Sicherheit, Wohlbefinden und vieles mehr. Es gibt zahlreiche Situationen, die uns zu „Wohlfühlnahrung" greifen lassen, sei es eine missglückte Probe, eine verletzende Bemerkung des Trainingsleiters oder ein Streit mit Freunden. Dann hat Essen die Aufgabe, unsere tiefen menschlichen Bedürfnisse zu befriedigen. Problematisch wird es, wenn Essen immer häufiger dazu dient, die Gefühlswelt ins Gleichgewicht zu bringen, wenn vor allem ungesunde „Wohlfühlnahrung" den Speisezettel dominiert und die Ernährung einseitig wird.

TIPP

Überprüfen Sie Ihren Speiseplan nach ungesunder „Wohlfühlnahrung" und halten Sie Ausschau nach gesunden Alternativen.

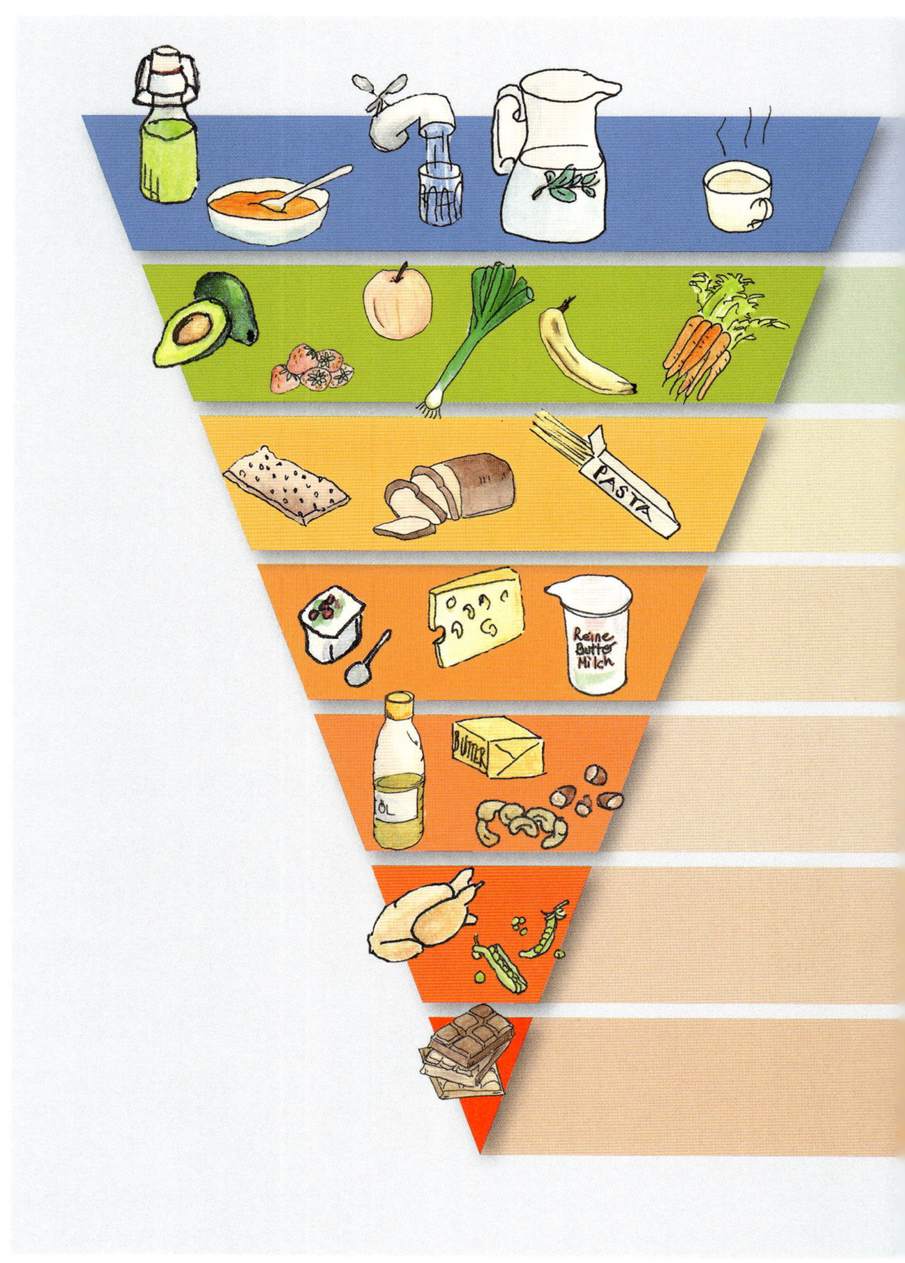

Abb. 3.2: Ernährung in Balance: eine Unterstützung bei der Auswahl der Lebensmittel.

GETRÄNKE Leitungswasser, Mineralwasser, ungesüßte Tees, Wasser mit z. B. frischer Zitrone, Orange, Ingwer oder Minze, als Ergänzung: Fruchtsaftschorle	Reichlich über den Tag verteilt
OBST UND GEMÜSE in verschiedenen Farben, frisch, schonend gegart oder kurz angebraten (Portion: 1 Handvoll, z. B. 1 Apfel, 1 Banane, 2 Aprikosen, 2 Möhren, 1/2 Kohlrabi, 1/3 Salatkopf)	5 x täglich
GETREIDE als ganzes Korn, Flocken, Bulgur, Couscous, Grieß (Portion: 4–6 EL roh, bei Flocken eher mehr) in verarbeiteter Form als Brot (Portion: ca. 2–3 Scheiben), Nudeln (Portion: ca. 2–3 Handvoll oder ca. 1/4 einer 500 g-Packung)	Mehrmals täglich
MILCH UND MILCHPRODUKTE von Kuh, Ziege oder Schaf (Portion: 1 Becher Joghurt (150 g), 1 Glas Milch/ Buttermilch (150 ml), 2 Scheiben Käse)	Täglich
GESUNDE FETTE Öl (ca. 3 EL zum Kochen und Verfeinern) Butter (1 EL) Nüsse, Samen (1 Handvoll)	Täglich mit Maß
FLEISCH/WURST bis zu 3x (Portion: ca. 120 g) **FISCH** 1–2x (Portion: ca. 120 g) **TOFU** (Portion: ca. 120 g) **HÜLSENFRÜCHTE** (Portion: 6–8 EL roh) **EIER** (bis zu 3, inkl. der beim Kochen verwendeten Eier)	Mehrmals pro Woche
SÜSSIGKEITEN **KNABBEREIEN**	Maßvoll mit Genuss

Modifiziert nach „Ernährungskreis" der Deutschen Gesellschaft für Ernährung (2015), „Austrian recommendations for daily amounts of portion sizes" der Österreichischen Gesellschaft für Ernährung (2015) und „Lebensmittelpyramide für Sportlerinnen und Sportler" des Swiss Forum for Sport Nutrition (2008).

Lebensmittel in Balance – eine Planungshilfe

Folgt man den Empfehlungen der Ernährungswissenschaft, ist es kein Hexenwerk, für Abwechslung im Speiseplan zu sorgen (s. Abb. 3.2, S. 76f.). Denn die Mengen- und Frequenzangaben zu den unterschiedlichen Lebensmitteln unterstützen bei der Tages- und Wochenplanung und liefern dem Körper eine umfassende Zusammenstellung aller wichtigen Nahrungsmittel. Ein Tipp für die Gestaltung der täglichen Hauptmahlzeit: Sucht man sich aus der Fülle der unterschiedlichen Kohlenhydratlieferanten verschiedene aus, die man während der Woche wechselnd als Basis für die Hauptmahlzeit verwendet, bringt das ganz nebenbei gesunde Abwechslung in den Speiseplan.

Nahrungsergänzungsmittel – notwendig oder schädlich?

Viele Tänzer stehen vor dem gleichen Problem: Einerseits treiben die hohe körperliche Belastung und der Schweißverlust den Bedarf an Nährstoffen, Vitaminen und Mineralstoffen in die Höhe, andererseits wird zugunsten der schlanken Figur das Essen oft stark begrenzt. Dass dies zu Engpässen mit weitreichenden Folgen führen kann, liegt auf der Hand: Ein Mangel an Vitaminen und Mineralstoffen lässt die Leistungsfähigkeit sinken und belastet den Körper. Da liegt der Griff zum Nahrungsergänzungsmittel nahe. Doch auch wenn die Regale der Drogerien voll sind mit unterschiedlichsten Produkten – von Multivitaminpräparaten bis hin zu gepressten Obst- und Gemüseextrakten –, die Frage, ob Vitamine und Mineralstoffe in Pillenform verabreicht die gleiche Wirkung haben wie in ihrer natürlicher Zusammensetzung in der Nahrung, ist nach wie vor nicht geklärt. Bekannt ist: Die Natur liefert komplexe Nahrungsmittel und keine einzelnen Makro- und Mikronährstoffe. Möglicherweise entstehen also die den einzelnen Nährstoffen zugeschriebenen Wirkungen erst aufgrund ihrer Wechselwirkung mit den restlichen Stoffen eines Nahrungsmittels. Werden Vitamine und Mineralstoffe isoliert verabreicht, bleibt daher fraglich, ob und in welcher Menge sie überhaupt vom Körper verwertet werden können.

Nahrungsergänzungsmittel wiegen den Tänzer in trügerischer Sicherheit. Doch keine Vitaminpille kann eine gesunde, ausgewogene Ernährung ersetzen und einen stressigen Lebensstil kompensieren!

Vor einer wahllosen Einnahme frei verkäuflicher Nahrungsergänzungsmittel ist dringend zu warnen. Im besten Fall bleiben sie wirkungslos, können aber auch zu gesundheitsgefährdenden Überdosierungen führen. Besteht ein Verdacht auf Vitamin- und / oder Mineralstoffmangel, sollte man diesen mit einer Blutuntersuchung abklären lassen. Im Falle eines tatsächlichen Mangels empfiehlt es sich, die fehlenden Stoffe mit entsprechenden Nahrungsmitteln aufzustocken (s. Kap. 7, S. 144ff.). Eine medikamentöse Substitution sollte nur nach Absprache mit dem Arzt erfolgen.

TIPP

Als Tänzer sollten Sie besonders auf eine ausreichende Zufuhr von Magnesium, Calcium, Eisen, Vitamin D und Folsäure achten.

Wenn es nicht rund läuft – Verdauungsprobleme und Nahrungsmittelunverträglichkeiten

Verdauungsprobleme können vielerlei Gründe haben, von Überessen – wenn der Magen-Darm-Trakt einfach nicht mehr hinterher kommt – über Stress bis hin zu Unverträglichkeiten oder schlicht dem falschen Nahrungsmittel zum falschen Zeitpunkt. Dann streikt die Verdauung, dann reagiert der Körper bei jedem auf ganz unterschiedliche Weise. Ein dicker, aufgeblähter Bauch, Völlegefühl, Bauchschmerzen, Durchfall, Verstopfung, saures Aufstoßen oder Übelkeit – so verschieden die Symptome sind, allen gemeinsam ist: Sie stören beim Tanzen.

Kommen Verdauungsprobleme häufig vor, sollte man sie nicht einfach als lästige Begleiterscheinungen abtun. Dann ist es sinnvoll, genauer hinzusehen und zu beobachten, wann, bei welchen Nahrungsmitteln oder in welchen Situationen es zu Symptomen kommt. Nicht selten können über Veränderungen der Nahrungsmittelzusammensetzung, der Zubereitungsart oder des Timings die Beschwerden gelindert werden.

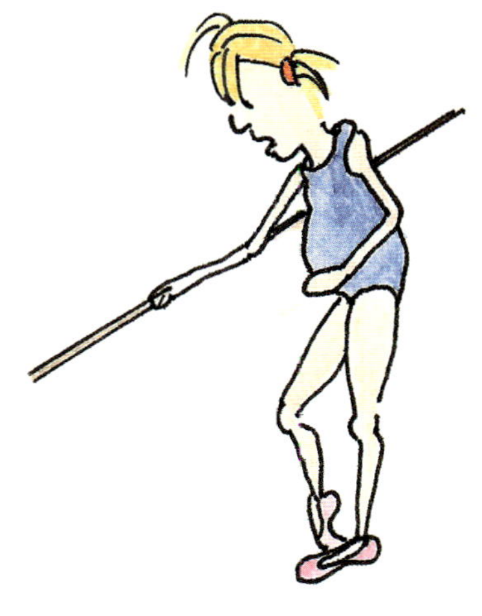

Liegt das Essen unangenehm im Magen, sollte man sich Timing, Menge, Zusammensetzung und Zubereitungsart der Nahrung genauer ansehen.

Verdauung ist Arbeit

Nahrung zerkleinern, den Nahrungsbrei weitertransportieren, Nährstoffe aufspalten und durch die Darmschleimhaut aufnehmen, Unverdauliches ausscheiden – der Verdauungsvorgang ist komplex, der Darm braucht dafür Ruhe und Zeit. Zeit, die Tänzer ihrem Körper oft nicht gönnen, die im Trainingsalltag selten in ausreichendem Maße vorhanden ist. Dass Zeitdruck zu Problemen bei der Verdauung führen kann, liegt unter anderem an der Steuerung des Verdauungsvorgangs. Der Parasympathikus, der „Entspannungsbeauftragte" des vegetativen Nervensystems, ist maßgeblich für die Verdauung zuständig (s. Kap. 1, S. 18ff.). Läuft der Tänzer auf Hochtouren, kommt er kaum zum Zug; dann verzögert sich der Verdauungsprozess und das Essen liegt länger in Magen und Darm. Wird dann getanzt, bewegt das den Nahrungsbrei unangenehm auf und ab; das kann die Verdauung zusätzlich stören. Hier lohnt ein Blick auf das Essenstiming (s. Kap. 4, S. 85ff.).

Jeder Fünfte klagt über Verstopfung. Dabei sind viele über eine niedrige Stuhlfrequenz beunruhigt. Sie befürchten, dass sich der Körper durch die lange Verweildauer der Abfallprodukte im Darm selbst vergiftet. Hier kann Entwarnung gegeben werden: Seltener Stuhlgang ist zwar unangenehm, doch eine Gefahr der Selbstvergiftung besteht nicht.

Muskulatur und Magen-Darm-Trakt stehen beim Tanzen in direkter Konkurrenz, denn beide buhlen um die zur Verfügung stehende Blutmenge. Während der körperlichen Belastung steht die Blutversorgung der Muskulatur ganz oben auf dem Verteilungsplan. Das geht zulasten des Magen-Darm-Trakts, seine Durchblutung sinkt im Vergleich zum Ruhezustand um etwa 20 %. Die Verdauung wird langsamer, die Nährstoffaufnahme verzögert sich. Selbst nach der körperlichen Belastung steigt die Durchblutung der Darmschleimhaut nur langsam wieder an; die Verdauungsarbeit ist empfindlich beeinträchtigt.

Nahrungsmittelunverträglichkeit

Glutenfreies Brot, fruktosefreies Müsli, laktosefreie Milch – die Problematik der Nahrungsunverträglichkeiten hat es lange schon in die Regale herkömmlicher Supermärkte geschafft. Doch leicht geraten die Begrifflichkeiten durcheinander: Jeder dritte Deutsche glaubt, an einer Nahrungsmittelallergie zu leiden, tatsächlich sind es weniger als 3 %. Was viele als Allergie bezeichnen, ist in Wirklichkeit eine Unverträglichkeit bestimmter Nahrungsmittel. Ein bedeutender Unterschied, denn während bei Nahrungsmittelallergien bereits kleinste Spuren des betreffenden Nahrungsmittels lebensbedrohliche Symptome auslösen können, sind die Beschwerden bei Unverträglichkeiten in Abhängigkeit von der Menge zwar sehr unangenehm, aber nicht akut lebensbedrohlich.

Bei Nahrungsmittelunverträglichkeiten gilt es, die individuelle Schwelle festzustellen, bis zu der keine Beschwerden auftreten.

Kommt es nach dem Essen wiederholt zu Blähungen, Übelkeit, Bauchschmerzen, Krämpfen, Durchfall oder Kreislaufproblemen, sollte man zur Abklärung einen Arzt aufsuchen. Ein Großteil der Nahrungsmittelunverträglichkeiten kann über spezielle Untersuchungsverfahren rasch diagnostiziert und anschließend gezielt behandelt werden. Das hilft, einen langen Leidensweg zu vermeiden.

Laktoseunverträglichkeit

Als Laktoseintoleranz bezeichnet man die Unverträglichkeit von Milchzucker – nicht zu verwechseln mit der Unverträglichkeit von Milcheiweiß oder mit einer Milcheiweißallergie. Laktose, der Milchzucker, ist ein natürlicher Bestandteil aller tierischen Milchsorten. Dafür, Milchzucker zu verdauen und zur Aufnahme in die Darmschleimhaut zu spalten, ist das Enzym Laktase zuständig; es findet sich in der Schleimhaut des Darms. Bei vielen Menschen nimmt im Laufe des Lebens die Laktaseaktivität ab, damit sinkt die Menge an Laktose, die verarbeitet werden kann. Bleibt man dennoch seinen alten Gewohnheiten treu und konsumiert weiterhin die gleiche Menge an Milchprodukten, kann das den Darm überlasten. Der Milchzucker wird nicht mehr komplett abgebaut, statt durch die Darmschleimhaut ins Blut aufgenommen zu werden, wandert er weiter in den Dickdarm, wo er durch Darmbakterien zersetzt wird. Das führt zu Gärprozessen mit unangenehmen Blähungen, Bauchschmerzen bis hin zu Durchfall und Krämpfen.

Die meisten Menschen mit einer Laktoseunverträglichkeit verfügen noch über Restmengen von Laktase, sodass sie kleine Mengen Milchzucker beschwerdefrei verdauen können und auf Milchprodukte nicht komplett verzichten müssen. Oft reicht es aus, den Konsum an frischen

Milchprodukten entsprechend anzupassen und auf fermentierte Produkte wie Joghurt, Kefir oder Quark umzusteigen. Denn auf aufgrund ihres Herstellungsprozesses weisen diese einen geringeren Laktosegehalt auf und sind damit leichter verträglich. Doch Achtung: Auch in vielen Fertigprodukten, Süßwaren und Knabbereien sowie Wurst und Backwaren werden Milchzucker oder Milchpulver verwendet; die hier enthaltene Laktose kommt zum Gesamtkonsum hinzu. Reichen zur Beschwerdefreiheit Ernährungsänderungen allein nicht aus, sollte man auf laktosefreie Produkte umsteigen (s. Kap. 5, S. 102f.).

Tab. 3.5: Laktosehaltige Nahrungsmittel

Alle Milchprodukte
Milch, Joghurt, Quark, Kefir, Buttermilch, Sauermilch, Sahne, Käse, Milchschokolade, Milchspeiseeis
Zugesetzte Laktose findet sich in
Fertigprodukten, Süßwaren, Knabbereien u. a.

Fruktoseunverträglichkeit

Bauchmerzen, Blähungen, Durchfall, aber auch Kopfschmerzen sind häufige Symptome, wenn Fruktose, der Fruchtzucker, im Darm nur unzureichend aufgenommen wird. Ursache ist hier eine Überlastung des Transportsystems, mit dessen Hilfe der Fruchtzucker normalerweise aus dem Darm ins Blut transportiert wird. Übersteigt die Menge an Fruktose die Kapazität des Systems, bleibt Fruktose im Darm zurück. Dann kommt es – ähnlich wie bei der Laktose – zu Gärungsprozessen im Dickdarm mit ihren typischen Folgeerscheinungen.

Zahlreichen Lebensmitteln wird Fruktose als Süßungsmittel künstlich zugesetzt. Da diese keinen Einfluss auf den Blutzuckerspiegel hat, wurde sie jahrelang als gesunder und natürlicher Zuckerersatz vermarktet. So weisen fertige Dressings, Saucen oder Ketchup häufig einen hohen Anteil an Fruktose auf. Doch die hohe Fruktosekonzentration in der Nahrung hat ihren Preis: Schätzungen zufolge leiden heute zwischen 15 und 25 % der Deutschen an einer Fruktoseunverträglichkeit.

Durch ihre hohe Konzentration an Fruktose können Obstsmoothies (s. S. 69f.) das Fruktosetransportsystem der Darmwand überlasten und zu Bauchschmerzen, Blähungen und Durchfall führen.

Glukose kann die verträgliche Menge an Fruktose erhöhen, denn Glukose stimuliert das Transportsystem. So werden je nach Glukose-Fruktose-Verhältnis verschiedene Obstsorten ganz unterschiedlich vertragen. Bananen, mit einer natürlichen Glukose-Fruktose-Mischung von 1,5:1, sind bei Fruktoseunverträglichkeit oft leichter verdaulich als beispielsweise Äpfel, die mit einem Verhältnis von 1:3 einen deutlich geringeren Anteil an Glukose aufweisen.

Tab. 3.6: Fruktosehaltige Nahrungsmittel

Alle Obstsorten
Frischobst, Smoothies, Obstsäfte, Fruchtaufstriche, Trockenfrüchte
Zugesetzte Fruktose findet sich in
Limonade, Süßwaren, Speiseeis, Fertiggerichten, Dressings, Wurst u. a.

Glutenunverträglichkeit

Gluten, das Getreideeiweiß, ist in vielen Getreidesorten enthalten. Besteht eine Unverträglichkeit von Gluten, schränkt das die Ernährung beträchtlich ein. Dann gilt es, auf alle glutenhaltigen Getreidearten zu verzichten sowie auf alle daraus hergestellten Fertigprodukte. Das ist ein großer Einschnitt in die Ernährungsgewohnheiten, doch die strikte Vermeidung von Gluten ist nur bei der sogenannten Zöliakie notwendig, einer entzündlichen Autoimmunerkrankung des Dünndarms, die neben dem Darm häufig auch andere Körpersysteme betrifft und unbehandelt zu schweren gesundheitlichen Schäden führen kann. Bei genetischer Veranlagung kann die Zöliakie in jedem Lebensalter ausbrechen, sie äußert sich mit typischen Symptomen wie Bauchschmerzen, Durchfall oder Gewichtsverlust, kann aber auch zu unspezifischen Beschwerden wie Blutarmut, Osteoporose, Hautveränderungen, Müdigkeit oder Gelenkschmerzen führen. Eine Besserung der Symptome tritt nur bei strikt glutenfreier Ernährung ein, die Diagnose erfolgt über spezifische Bluttests.

In Mitteleuropa leidet etwa jeder Hundertste an Zöliakie; das ist viel, aber weitaus größer ist der Anteil derjenigen, die jenseits einer Zöliakie ihren Glutenkonsum reduzieren. Sie spüren, dass sich Magen und Darm nach dem Essen leichter anfühlen, dass sie seltener unter Blähungen, Bauchschmerzen oder Durchfall leiden, dass sie sich wacher und agiler fühlen, wenn sie glutenhaltige Nahrungsmittel meiden. Welcher Mechanismus hier zugrunde liegt, ist medizinisch noch umstritten, doch die subjektive Verbesserung der Symptome ist meist Motivation genug für eine glutenarme Ernährung. Hat sich die Verdauung beruhigt und sind die Symptome rückläufig, kann man langsam, Schritt für Schritt einzelne Lebensmittel wieder in den Speiseplan aufnehmen. Dann gilt es die Dosis herauszufinden, die gerade noch unterhalb der Beschwerdeschwelle liegt – bei jedem ganz individuell.

Tab. 3.7: Glutenhaltige Nahrungsmittel

Getreide und daraus hergestellte Produkte
Weizen, Dinkel, Gerste, Roggen

Histaminunverträglichkeit

Histamin spielt im menschlichen Immunsystem eine wichtige Rolle. Es wird einerseits vom Körper selbst hergestellt, ist andererseits aber auch in zahlreichen Lebensmitteln enthalten. Problematisch wird es, wenn Histamin von den körpereigenen Enzymen nicht rasch genug abgebaut werden kann. Dann kann es nach dem Konsum stark histaminhaltiger Nahrungsmittel zu Symptomen wie Juckreiz, Hautrötung und Kopfschmerzen, aber auch zu Übelkeit, Erbrechen, Bauchschmerzen oder Durchfall kommen. Laut Definition bezeichnet man als Histaminunverträglichkeit die Reaktion auf mit der Nahrung aufgenommenes Histamin. Verfahren zur verlässlichen Diagnostik werden derzeit rege diskutiert. Da der Histamingehalt von Nahrungsmitteln in Abhängigkeit von ihrer Verarbeitung und Lagerdauer stark schwankt, ist es kaum möglich, konkrete Angaben zu einzelnen Nahrungsmitteln zu machen. Zwar gibt es zahlreiche Empfehlungen, welche Nahrungsmittel als besonders histaminhaltig gelten und daher gemieden werden sollten, doch die Verlässlichkeit dieser Angaben ist umstritten.

Tab. 3.8: Histaminhaltige Nahrungsmittel

Alkoholische Getränke (besonders Rotwein)
Hartkäse, Schimmelkäse
Fischkonserven
Salami
Tomaten, Sauerkraut
Erdbeeren, Kiwi, Zitrusfrüchte
Schokolade

4
Wann? Timing ist wichtig

Zwischen Training, Proben und Vorstellung, zwischen Schul- oder Berufsalltag und Tanzstunden ausreichend Zeit und Muße zum Essen zu finden, ist nicht leicht. Oft hetzt man von einer Aktion zur anderen, meist sind die Pausen zwischendrin sehr kurz und es gibt weder räumlich noch zeitlich Platz für eine entspannte Mahlzeit. So kommen viele Tänzer tagsüber kaum zum Essen, denn mit vollem Bauch trainiert es sich nicht gut und Zeit zum Verdauen ist eher rar. Was dann passiert, zehrt an den Kräften. Den ganzen Tag wird wenig bis sehr wenig gegessen, erst spät abends ist es dann endlich so weit: Dann kommt man ausgehungert nach Hause und anstatt sich in Ruhe und mit Genuss das Abendessen zuzubereiten, beginnt man die Zutaten für das geplante Rezept schon halb roh zu verzehren. Ein sicheres Zeichen, dass das letzte Essen schon – zu – lange zurückliegt. Doch selbst wenn man es noch bis zum fertig zubereiteten Abendessen schafft, der Hunger verleitet dazu, sich mehr auf den Teller zu laden, als man verträgt. Dann kann die große Essensportion auf – fast – nüchternen Magen den Magen-Darm-Trakt empfindlich belasten und zu Magenbeschwerden und Völlegefühl führen. Die Botschaft ist klar: Kommt das beschriebene Szenario öfter vor, sollte man das Timing seiner Ernährung überdenken.

Manche Tänzer glauben, dass es gesund sei und das Gewicht stabil halte, wenn man die Abstände zwischen den einzelnen Mahlzeiten möglichst groß wählt und nur isst, wenn man richtig hungrig ist. Doch neben der Gefahr der übergroßen Portionen, die Magen und Verdauung stressen, hat dieses Vorgehen noch eine weitere

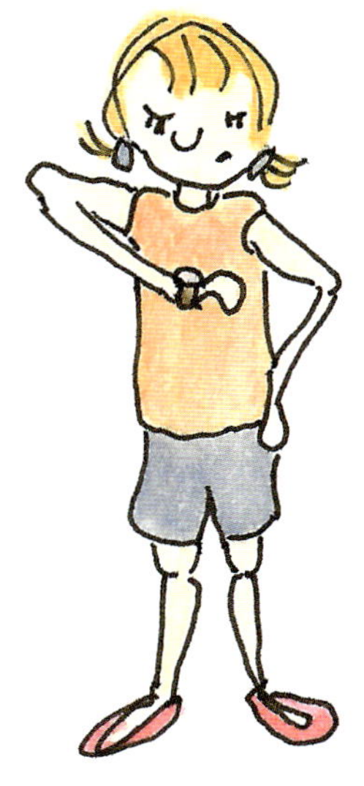

Kehrseite: Hunger lässt uns ganz unbewusst bevorzugt zu zuckerhaltigen und fettreichen Speisen greifen. So ist es eher die Apfelteigtasche als der Apfel, der als Snack zwischendurch favorisiert wird, und das kann langfristig das Gewicht in die Höhe treiben.

Leidet man tagsüber unter starken Müdigkeitsphasen, kann das viele Gründe haben, einer davon ist möglicherweise die Ernährung. Lange Abstände zwischen den einzelnen Mahlzeiten lassen den Blutzucker in den Keller fallen, die Versorgung des Gehirns mit Glukose nimmt ab, Konzentrationsmangel und Müdigkeit sind die Folge. Hat man hingegen direkt nach dem Essen das dringende Bedürfnis nach Ruhe und Entspannung, kann das neben der Zusammensetzung der Mahlzeit auch an der Größe der Essensportion liegen. Denn bei der Verdauung „versackt" das Blut im Magen-Darm-Trakt – auf Kosten der Durchblutung des Gehirns. Je größer die Essensmenge, desto geforderter ist die Verdauung; die damit verbundene Umverteilung der Blutversorgung macht das Denken schwer, führt zu Müdigkeit und erhöht das Schlafbedürfnis. Mit kleineren, aber häufigeren Essensportionen ließe sich möglicherweise Abhilfe schaffen (s. S. 91f.).

TIPP

Erforschen Sie Ihren optimalen Essensrhythmus! Probieren Sie aus, welches Essen Ihnen wann am besten bekommt.

Wie beim „Was" der Ernährung so gilt auch für das Zeitmanagement: Die optimale Pauschallösung gibt es nicht. Dem einen gibt ein warmes Frühstück am Morgen ausreichend Energie für die ersten Trainingseinheiten des Tages, der andere bevorzugt einen kleinen Snack zwischendurch kurz vor jedem Tanztraining. Jeder muss selbst herausfinden, was am besten funktioniert und wie der Essensplan am günstigsten aufgestellt werden kann.

Essen rund ums Tanzen

Als einfache Grundregel gilt: Kohlenhydrate dienen als rasche Energielieferanten, Eiweiß stellt dem Körper Baustoffe bereit (s. Kap. 1, S. 16f.). Daher sollte man vor und während des Tanzens Wert auf kohlenhydrathaltige Nahrungsmittel legen und nach dem Tanzen ausreichend Eiweiß zu sich nehmen.

Vor dem Tanzen: Energie tanken

Energie ist fürs Tanzen das A und O. Wer mit leerem Magen trainiert, dem fehlt nicht nur Kraft für die Trainingseinheit, der riskiert auch, dass die Muskeln müde sind, die Tanztechnik leidet und er nicht voll konzentriert bei der Sache ist. Hungrig zu trainieren, belastet nicht nur den Körper, auch die Freude am Tanzen kann leiden, wenn Energie zur Mangelware wird. Besonders morgens, wenn das Training früh beginnt und man nur schwer aus den Federn kommt, ist die Versuchung groß, die Zeit fürs Frühstück einzusparen. Doch nach dem Schlaf startet der Körper mit einer Negativbilanz in den Tag. Der Blutzucker ist niedrig, die Glykogenreserven sind reduziert, der Körper wartet auf Nachschub. Da ist Tanzen auf nüchternen Magen keine gute Idee. Auch bei Training am späten Nachmittag oder Abend ist Aufmerksamkeit gefragt. Die letzte größere Mahlzeit liegt meist schon mehrere Stunden zurück, der Blutzucker liegt im unteren Bereich. Damit der Körper Höchstleistung bringen kann, braucht er Nachschub, am besten in Form einer kohlenhydratreichen Mahlzeit.

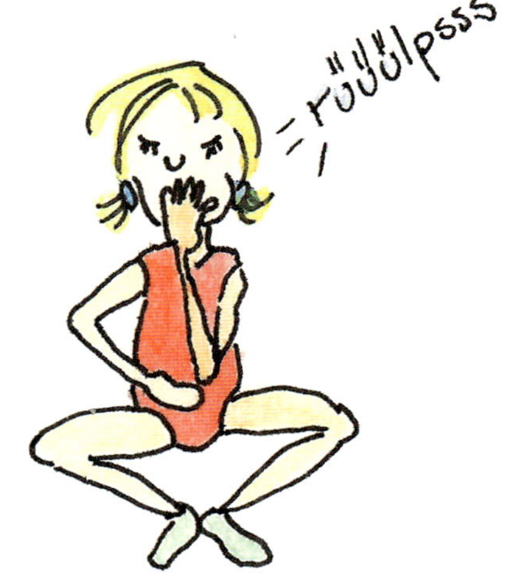

Vor dem Tanzen zu essen kann schwierig sein, denn ein gefüllter Bauch kann bei Bewegung empfindlich gegen das Zwerchfell drücken (s. Abb. 1.2, S. 18) und zu Magenschmerzen, Atembeschwerden oder Seitenstechen führen. Wann und was man

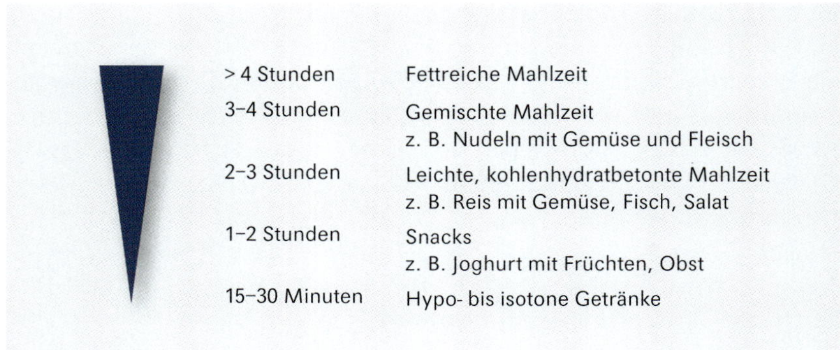

Abb. 4.1: Durchschnittliche Magenverweildauer von Speisen und Getränken. Modifiziert nach Hamm, 2009.

am besten vor dem Tanzen essen soll, hängt davon ab, wie intensiv man trainiert. Bei einem leichten Training kann man auch noch kurz vorher einen kleinen Snack zu sich nehmen, doch je anstrengender das Training, desto mehr Zeit sollte zwischen Essen und Trainingsbeginn liegen. Entscheidend für das Timing ist, wie schnell die jeweilige Nahrung verdaut wird, wie lange sie im Magen verweilt, bevor sie in kleinen Portionen an den Darm weitergegeben wird. Die Verweildauer im Magen hängt von vielen Faktoren ab, einer davon ist die Zusammensetzung der Nahrung.

Je länger ein Nahrungsmittel im Magen verweilt, desto sättigender ist es. Daher trägt Fett, der Nährstoff mit der längsten Magenpassagezeit, auch am stärksten zur Sättigung bei, gefolgt von Eiweiß. Kohlenhydrate sind dagegen recht schnell in ihrer Passage, daher kann man nach einer kohlenhydratreichen Mahlzeit auch relativ rasch wieder Hunger bekommen.

Auch die Konsistenz der Nahrung hat Einfluss auf die Magenverweildauer. Flüssige und cremige Lebensmittel wie Getränke, Suppen oder Joghurt werden schneller weitertransportiert als feste Speisen. Durch langes und gutes Kauen kann man die Verdauung unterstützen. Warme Speisen werden im Allgemeinen schneller verdaut als kalte, da mit der Wärme die Magensäfte angeregt werden. Die Portionsgröße spielt ebenfalls eine Rolle: Große, kalorienreiche Portionen werden langsamer verdaut als kleine, kalorienarme.

Tab. 4.1: Empfehlungen zum Essen vor dem Tanzen

3–4 Stunden vorher
Hauptmahlzeit (volle Portion) *Die beste Zeit für ein warmes Essen, da vor dem Tanzen noch genügend Zeit für die Verdauung bleibt.*
1–2 Stunden vorher
Hauptmahlzeit (halbe Portion) Snack (Mix aus mehreren Lebensmitteln)
1 Stunde oder weniger vorher
Snack (ein Lebensmittel) kohlenhydratreiche Getränke

Detaillierte Informationen über Inhalt und Zubereitung von Hauptmahlzeiten und Snacks s. Kap. 3, S. 64ff. und S. 67ff.

Nervosität schlägt auf den Magen, das gilt auch fürs Tanzen. Vor einer Vorstellung oder Prüfung kann der Magen besonders sensibel reagieren. Daher sollte man bei einem anstehenden Event einen längeren Abstand zwischen dem letzten Essen und der körperlichen Belastung einplanen. Denn wenn der Magen vor lauter Nervosität kribbelt, fällt das Verdauen doppelt schwer. Manchmal kann ein kleiner Snack aber auch helfen. So stimuliert Nervosität bei einigen Menschen die Magensäureproduktion und führt zu Sodbrennen; ein kleiner Bissen kann hier Abhilfe schaffen.

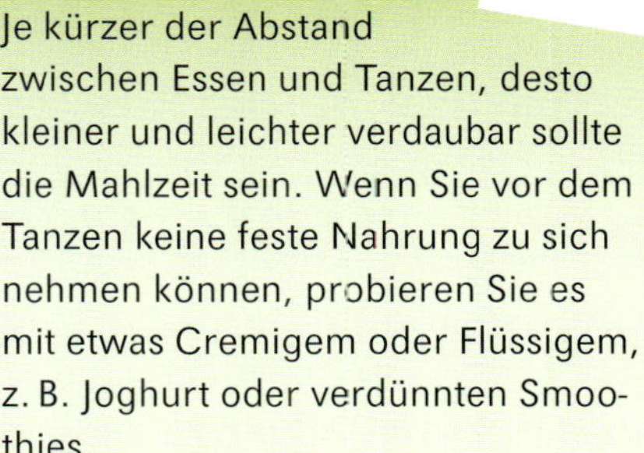

TIPP

Je kürzer der Abstand zwischen Essen und Tanzen, desto kleiner und leichter verdaubar sollte die Mahlzeit sein. Wenn Sie vor dem Tanzen keine feste Nahrung zu sich nehmen können, probieren Sie es mit etwas Cremigem oder Flüssigem, z. B. Joghurt oder verdünnten Smoothies.

Während des Tanzens: Fitness bewahren

Kohlenhydrate und Flüssigkeit – darauf liegt der Fokus, um in Training, Probe und Vorstellung fit zu bleiben. Durch regelmäßiges Trinken während der Belastung wird der Flüssigkeitshaushalt ausbalanciert. Das ist wichtig, um das Leistungsniveau auch über längere Zeit zu halten. Während der körperlichen Belastung zu essen, ist beim Tanzen selten notwendig. Denn bei Trainingseinheiten von bis zu 90 Minuten können Flüssigkeits- und Kohlenhydratbedarf mit hypo- oder isotonen Getränken ausgeglichen werden (s. Kap. 2, S. 49f.), eine zusätzliche Kohlenhydratzufuhr über feste Nahrung ist nicht nötig.

Körperliche Anstrengung und hohe Körpertemperatur reduzieren den Hunger. Daher kann (fehlender) Hunger während des Tanzens nicht als sicherer Indikator für die „Essenssollmenge" herangezogen werden.

Anders sieht es aus, wenn mehrere Trainingseinheiten nacheinander stattfinden, wenn der Tag aus eng getakteten Tanztrainings und Proben besteht; dann sind nährstoffreiche Snacks essentiell. Sie sorgen für Energie zwischendurch, halten den Blutzuckerspiegel konstant, füllen die Glykogenspeicher auf und liefern wichtige Mineralstoffe. Es ist empfehlenswert, sich ein kleines Potpourri aus gut transportierbaren und schnell verdaulichen Snacks für die kurze Pause zwischendurch zusammenzustellen (s. Kap. 3, S. 67ff.).

Nach dem Tanzen: Regeneration beschleunigen

Wenn nach dem Tanzen der Appetit fehlt, muss man sich nicht zwingen zu essen. Auch über Getränke lassen sich die beiden wichtigen Ernährungsempfehlungen umsetzen: schneller Ersatz von Mineralstoffen und rasches Auffüllen der Glykogenspeicher. Vor allem bei Letzterem tickt die Uhr. Innerhalb der ersten 45 bis 60 Minuten nach körperlicher Belastung können entleerte Glykogenspeicher am leichtesten wieder aufgefüllt werden. Ein Zeitfenster, das sich zu nutzen lohnt, um Leistungsfähigkeit und Ausdauer der Muskulatur zu unterstützen.

Zeitlich weniger dringlich, doch genauso wichtig ist die ausreichende Zufuhr von Eiweiß. Denn zahlreiche Körperstrukturen gehen während des Tanzens zu Bruch: Es kommt zu Mikrorissen in den Muskelfasern, Beschädigungen von Enzymen oder Abnutzung von Zellbestandteilen. Damit der Körper die verbrauchten Materialien rasch ersetzen kann, sind Baustoffe gefragt, und diese werden über das Nahrungseiweiß geliefert. Dank der vorangegangenen Muskelarbeit geht nach dem Training der Muskelaufbau besonders rasch vonstatten – das sollte man ausnutzen.

Tab. 4.2: Empfehlungen zur Nahrungsaufnahme nach dem Tanzen

bis zu 1 Stunde nach dem Tanzen
Kohlenhydrate *zum Auffüllen der Glykogenspeicher*
Flüssigkeit *zum Ausgleich der über den Schweiß verlorenen Mineralstoffe*
1–3 Stunden nach dem Tanzen
Eiweiß *zur Reparatur beschädigter Strukturen*

Streng genommen ist das Training erst beendet, wenn der Körper nach dem Tanzen wieder aufgetankt hat. Genauso wichtig wie eine gute Ernährung vor dem Tanzen ist es, die Reparaturvorgänge nach dem Training in Gang zu bringen und die Energievorräte wieder aufzufüllen. Denn im Trainingsalltag gilt: Nach dem Tanzen ist vor dem Tanzen.

Nicht die körperliche Belastung, sondern der anschließende Wiederaufbau entscheidet über die Steigerung der Leistungsfähigkeit. Daher sollte man alle Möglichkeiten nutzen, um nach dem Tanzen die Regenaeration zu unterstützen – die Ernährung leistet hier einen wichtigen Beitrag.

Ein Tagesernährungsplan

Neben Empfehlungen zur Zusammensetzung der Ernährung (s. Kap. 3, S. 56ff.) bietet die Ernährungswissenschaft auch Tipps für das optimale Essenstiming. Dabei werden zwei Hauptvarianten der Essensplanung vorgeschlagen: Eine Variante empfiehlt, die Gesamttagesmenge auf insgesamt fünf Mahlzeiten zu verteilen: drei Hauptmahlzeiten und zwei Snacks (s. Tab. 4.3). Alternativ kann man Hauptmahlzeiten und Snacks auch auf mehrere kleinere Portionen aufteilen und diese über den Tag verteilt essen. Welche Möglichkeit individuell die beste ist, sollte man ausprobieren. Manche bevorzugen mehrere kleine Essensportionen, damit der Magen nicht zu voll wird, andere fühlen sich nie richtig satt, wenn sich ihr Magen nicht wenigstens einmal am Tag gefüllt anfühlt.

Tab. 4.3: Beispiel eines Tagesernährungsplans

Wann	Was	Wie viel
Morgens – Hauptmahlzeit 1		
Frühstück 1–2 h vor Trainingsbeginn	Müsli, nach Belieben mit Nüssen, frischem Obst oder Trockenfrüchten verfeinert	5 EL trockene Getreide/ Müslimischung
	oder	
	Brot mit süßem oder pikantem Belag	2–3 Scheiben *ohne Training: 1–2 Sb.*
Vormittags – Snack		
Zwischenmahlzeit 15–30 min Pause	Banane	1 Stück
	Nüsse	1 Handvoll
Mittags – Hauptmahlzeit 2		
Mittagspause >2 h	Nudeln mit Tomaten-Gemüsesauce, Parmesan und gemischter Salat	Nudeln: ca. 2–3 Handvoll oder ca. ¼ einer 500 g-Packung
	Saftschorle	0,5 Liter
Nachmittags – Snack		
Zwischenmahlzeit 15–30 min Pause	Naturjoghurt	150 ml-Becher
	frisches Obst	1 Stück
	getrocknete Früchte	5–10 Stück
Abendessen – Hauptmahlzeit 3		
Abendessen 1–2 Stunden nach Trainingsende	Linsensuppe	6 EL Linsen *ohne Training: Linsensuppe weglassen*
	Brot mit pikantem Belag	2 Scheiben
	Saftschorle	0,5 Liter *ohne Training: Wasser/ungesüßter Tee*

Die Angaben wurden für eine Tänzerin (55 kg, 167 cm) mit einem Tagesbedarf von 2475 kcal bei mittlerer Trainingsintensität (ca. 10 h / Woche) bzw. 1925 kcal ohne Training berechnet (s. Kap. 6, S. 114).

TIPPS

- ✔ Gestalten Sie Ihren eigenen Essensrhythmus.
- ✔ Vermeiden Sie ein „Crescendo" der Portionsgrößen zum Ende des Tages.
- ✔ Je kürzer der Abstand zwischen Essen und Tanzen, desto kleiner und leichter verdaubar sollte die Mahlzeit sein.
- ✔ Gewöhnen Sie sich an, einmal am Tag warm zu essen. Warmes Essen gibt ein wohliges Gefühl im Magen, regt die Magensäfte an, beschleunigt die Enzymtätigkeit und verbessert die Verdauung.
- ✔ Planen Sie – falls zeitlich möglich – zwei bis drei Stunden zwischen Abendessen und Zubettgehen ein, denn mit vollem Magen schläft es sich oft nicht gut.

Die Realität sieht oft anders aus

Zwischen Tür und Angel noch schnell einen Bissen vom Brot, zwei-, dreimal gekaut und weiter in die nächste Probe – das ist der Alltag vieler Tänzer. Die eigenen Vorsätze in die Praxis umzusetzen, fällt oft nicht leicht, denn der Tanzalltag bietet viele Fallstricke, die eine optimale Abstimmung von Essen und Tanzen erschweren. Flexibilität und Improvisation sind gefragt, nicht nur im Tanz, auch in der Ernährung als Tänzer.

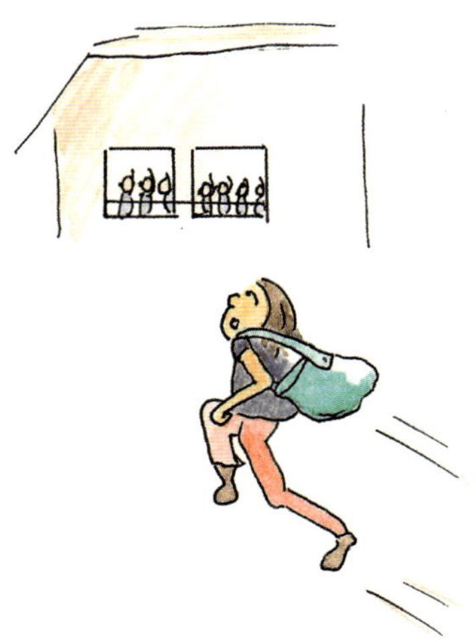

Kaum Zeit und Raum zum Essen

In vielen professionellen Tanzausbildungen ist die Zeit zwischen den Trainingseinheiten knapp bemessen. Oft bleiben nur fünf bis zehn Minuten, in denen man meist auch noch den Saal und die Trainingskleidung

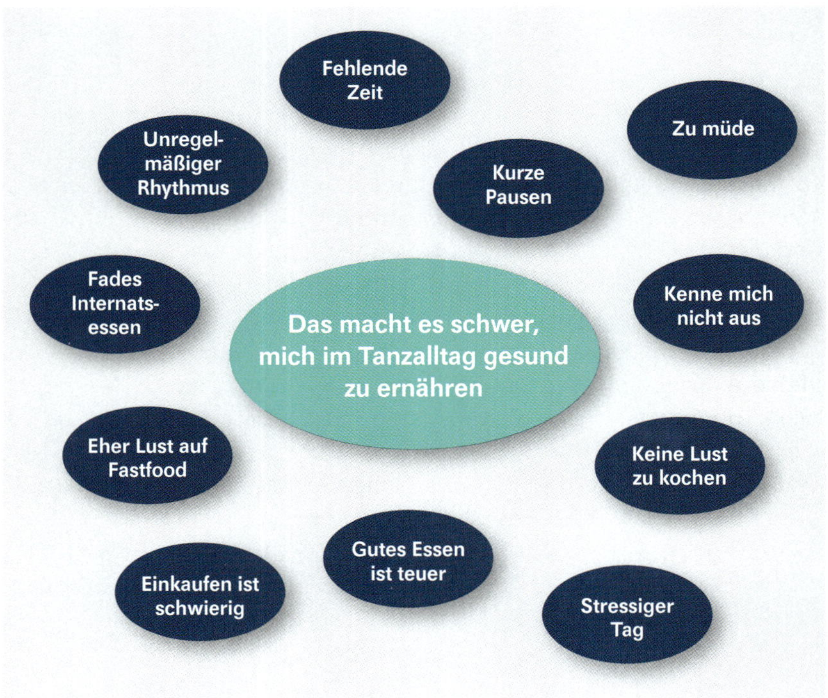

Abb. 4.2: Das macht es schwer, sich im Tanzalltag gesund zu ernähren (Antworten von Tanzstudenten im Rahmen von Ernährungsseminaren).

wechseln muss. Das lässt kaum Zeit fürs Essen. Gute Vorbereitung ist hier das A und O, denn hat man nährstoffreiche Snacks parat, kann man zwischendrin trotz der Kürze der Zeit rasch einen Bissen davon nehmen. Selbst die Mittagspausen sind oft so kurz, dass für eine kräftigende Mahlzeit keine Zeit ist. Auch hier ist Planung wichtig, vielleicht können die Reste vom warmen Essen des Vorabends gute Dienste leisten? Je stressiger und voll gepackter der Tag, desto wichtiger das Frühstück. Ein reichhaltiges und wohlüberlegtes Frühstück kann die nötigen Kalorien liefern, um ohne Energieloch bis zur nächsten Pause durchzuhalten. Neben der fehlenden Zeit sind auch die räumlichen Gegebenheiten oft nicht optimal. Geeignete Kühlung oder Kochgelegenheiten sind selten und machen es dem Tänzer doppelt schwer, sich gesund zu ernähren.

Arbeit am Abend

Ob Profitänzer, Tanzpädagoge oder ambitionierter Amateur, Tanz findet oft am Abend statt. Dann kommt man müde und abgeschlagen mitten in der Nacht nach Hause und der Magen knurrt. Jetzt noch kochen, besser nur ein kaltes Sandwich oder mit Hunger ins Bett? Die Antwort ist klar: Wenn man den ganzen Tag noch nichts Warmes im Magen hatte und der nächste Tag ähnlich aussehen wird, sollte man sich die Mühe machen und sich auch zu später Stunde noch an den Herd stellen. Das eingefrorene Gericht vom Wochenende kann jetzt frisch aufgetaut ein leckeres, schnelles Abendessen liefern. Und die Empfehlung, abends kleinere Portionen zu essen, damit der Magen während der Nachtruhe nicht zu viel Verdauungsarbeit leisten muss? Die gilt weiterhin, doch wenn man tagsüber noch kaum gegessen hat, sind Energie- und Nährstoffe wichtig; dann hat die ausreichende Kalorienmenge Vorrang, sonst fehlt am nächsten Tag die Kraft und Energie fürs Tanzen.

5

Wie? Ernährung im Alltag

Da liest man sich viel theoretisches Wissen an, lernt Neues über optimale Ernährungsstrategien und will ganz euphorisch seine Ernährung komplett ändern – doch leicht scheitert man an der praktischen Umsetzung. Kaum jemand schafft es, seine Ernährungsgewohnheiten von einem Tag auf den anderen umzukrempeln. Essensvorlieben haben sich über Jahre entwickelt, vermitteln uns Geborgenheit und Sicherheit. Es braucht Neugier, Mut und Entschlossenheit, diese erprobten langjährige Vorlieben zu hinterfragen und sich auf geschmackliches Neuland zu begeben. Denn Geschmack ist Gewohnheit und alte Gewohnheiten gibt man nicht so leicht auf …

TIPP

Lassen Sie sich Zeit, um Schritt für Schritt kleine Ernährungsneuheiten in Ihren Alltag zu integrieren.

Vorbereitung lohnt sich – gezielt einkaufen

Eine gute Ernährung beginnt schon bei der Vorbereitung. Wie soll man sich nach dem Tanzen ein leckeres Essen kochen, wenn außer Toastbrot nichts im Haus ist? Doch wann, wo, wie und was soll man einkaufen, damit man nicht vor einem leeren Kühlschrank steht, gleichzeitig aber auch nicht die Hälfte der Lebensmittel wegwerfen muss, weil sie welk oder verschimmelt sind? Es ist nicht nur für Tänzer ein Problem: Jedes achte gekaufte Lebensmittel in Deutschland landet in der Mülltonne! Mit gezielter Vorbereitung und besserer Planung ließe sich das vermeiden.

Das schont nicht nur die Umwelt, sondern auch den eigenen Geldbeutel.

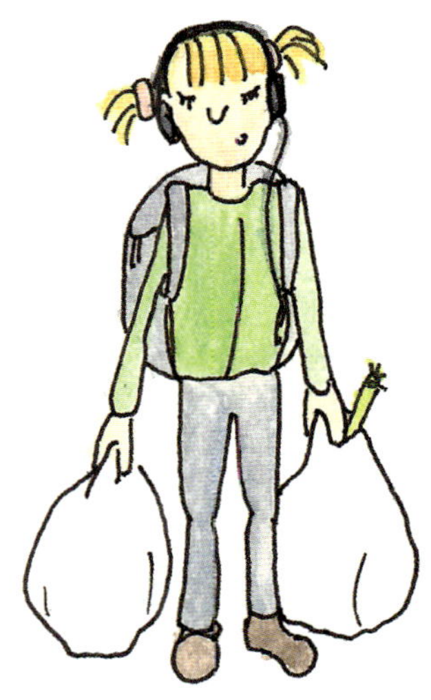

Zwischen Training und Probe noch rasch zum Einkaufen, das ist der Alltag vieler Tänzer. Dann steht man im Supermarkt und ist überwältigt von dem großen Angebot. Aus Gewohnheit oder Zeitmangel greift man schnell zu den immer gleichen Produkten oder kommt – ganz im Gegenteil – mit einem Einkaufswagen voller Lebensmittel heraus, die man eigentlich gar nicht braucht, zumindest nicht in diesen Mengen. Dann hat die Werbung ihre Aufgabe mal wieder voll erfüllt …

Abhilfe schafft hier gezielte Planung. Je klarer man weiß, welche Lebensmittel man benötigt, was einem schmeckt und wie der Speiseplan der nächsten Tage aussehen soll, desto leichter fällt es, dem verlockenden Angebot der Werbung zu widerstehen und tatsächlich nur die entsprechenden Produkte einzukaufen.

Einkaufsliste schreiben

Eine Einkaufsliste klingt möglicherweise nicht besonders sexy, doch sie hilft, den Einkauf rasch und effizient zu erledigen, ohne dabei Wichtiges zu vergessen. Weiß man, was man sucht, läuft man zudem weniger Gefahr, den Marketingstrategien auf den Leim zu gehen. Denn es wird mit vielen Tricks gearbeitet: Extra große Einkaufswagen bieten viel Platz und sehen lange leer aus; teure Produkte befinden sich eher auf Augenhöhe, für günstigere muss man auch mal in die Hocke gehen; Sonderangebote, etwa die typische „Nimm drei, zahl zwei"-Werbung", verleiten dazu, größere Mengen zu kaufen, als man wirklich benötigt, und Regale an der Kasse sollen

Hunger ist kein guter Ratgeber: Geht man mit knurrendem Magen ins Geschäft, kauft man tendenziell größere Mengen an Nahrungsmitteln, greift bevorzugt zu zucker- und fetthaltigen Lebensmitteln und ist durch die Werbung leichter beeinflussbar. Es lohnt sich also, den Hunger vor dem Einkaufen mit einem kleinen Snack zu stillen.

zu Spontankäufen anregen. Hat man den Einkauf im Vorfeld geplant, kommt man rascher und günstiger durch das vielfältige Angebot.

Am besten platziert man seine Einkaufsliste direkt in der Küche an einem gut zugänglichen Ort und aktualisiert sie laufend. Das ist effektiver, als sich erst kurz vor dem Einkauf Gedanken zu machen. Auch sollte man immer eine Basisausstattung an Lebensmitteln zu Hause haben, mit der man auch ohne Einkaufen und Vorausplanung ein Frühstück und einfache Hauptmahlzeiten zubereiten kann.

Tab. 5.1: Vorschlag für eine Basisausstattung an Lebensmitteln

Haltbare Lebensmittel	
Getreide	
ganzes Korn	Reis, Mais, Hirse
zerkleinertes Korn	Flocken, Bulgur, Couscous, Grieß
verarbeitet	Nudeln, Knäckebrot
Hülsenfrüchte	Kichererbsen, Erbsen, Linsen, Bohnen *(getrocknet oder in Gläsern/Dosen)*
Nüsse, Samen	Haselnüsse, Walnüsse, Sesam
Trockenfrüchte	Pflaumen, Aprikosen
Öl	Olivenöl, Sonnenblumenöl, Rapsöl
Essig	Balsamico, Weinessig
Konserven	einzelne Lebensmittel ohne Saucenzusatz wie Tomaten *(keine fertigen Gerichte)*
Tiefkühlprodukte	einzelne Lebensmittel wie Spinat, Erbsen *(keine fertigen Gerichte)*
Gewürze	Pfeffer, Salz, sonstige Gewürze
Brotbelag	Aufstriche *(verpackt)*
Fruchtsaft	nach Geschmack
Frische Lebensmittel	
Brot	Vollkornbrot
Obst und Gemüse	*nach Saison*
Milchprodukte	Käse, Joghurt, Butter, Milch

Die Basisausstattung sollte regelmäßig durch Eier, Fleisch und Fisch bzw. Tofu ergänzt werden sowie durch alle Lebensmittel, die den eigenen Vorlieben entsprechen und für spezielle Rezepte notwendig sind.

Das Angebot nutzen

Discounter, Supermarkt, Biomarkt oder doch lieber am Samstag auf den Wochenmarkt? Um sich mit Nahrungsmitteln zu versorgen, stehen viele Möglichkeiten offen. Hier muss jeder seinen eigenen Weg finden, um sich im Alltag praktisch und effizient mit Lebensmitteln zu versorgen und sich dennoch vielfältig und abwechslungsreich zu ernähren.

Discounter

Discounter bieten günstige Preise und aufgrund des großen Warenumsatzes meist relativ frische Lebensmittel, verfügen jedoch nur über ein eingeschränktes Produktangebot. Aufmerksam sollte man bei der Qualität der Ware sein, auch wenn billig nicht gleichbedeutend mit minderwertig ist.

Supermarkt

Supermärkte verfügen über ein umfangreiches Produktangebot in unterschiedlichen Preissegmenten von günstig bis teuer, häufig bieten sie auch eigene Billigmarken an. Meist gibt es viel Frischware, oft in Form von Fleisch-, Wurst-, Fisch- oder Käsetheken. Das große Angebot bietet viele Auswahlmöglichkeiten, kann aber auch dazu verleiten, mehr zu kaufen, als man essen kann.

Biomarkt

Produkte aus dem Biomarkt beinhalten im Allgemeinen weniger Schadstoffe und konservierende Zusatzstoffe. Das Augenmerk bei frischer Ware liegt meist auf regionalen und saisonalen Produkten. Doch das Label „Bio" hat seinen Preis und nicht jedes Bioprodukt ist von sich aus besser und gesünder als andere Nahrungsmittel. Es lohnt ein Blick auf die Liste der Inhaltsstoffe (s. S. 100f.)!

Wochenmarkt

Der große Vorteil des Wochenmarkts: Man bekommt die Ware oft direkt vom Erzeuger und kann Herkunft und Inhaltsstoffe gezielt nachfragen. Angeboten werden vor allem frische, regionale und saisonale Waren. Nachteilig ist der höhere Zeitaufwand: Da diese Märkte nur an bestimmten Wochentagen stattfinden, muss der Besuch gezielt eingeplant werden. Auch sind die Preise oft schwankend und im Vorfeld nicht genau abschätzbar.

Gemüsekiste
Zahlreiche Anbieter offerieren die Lieferung einer Obst- und Gemüsekiste frei Haus. Damit spart man sich den Weg ins Geschäft, bekommt frische Ware direkt vor die Tür und lernt Obst- und Gemüsesorten kennen, denen man im Supermarkt gar keine Beachtung schenken würde. Oft werden auch entsprechende Rezepte mitgeliefert, damit man weiß, was man mit den ungewohnten Nahrungsmitteln kochen kann. Das macht die Ernährung abwechslungsreich, bietet neue Geschmacksvarianten und ist ein guter Grund, mal wieder Freunde zum Essen einzuladen. Doch die Frische und der Service haben ihren Preis: Gemüsekisten sind meist teurer als entsprechende Lebensmittel direkt aus dem Supermarkt und auch die Lieferung ist nicht immer einfach, wenn man nur unregelmäßig zu Hause ist.

Etiketten lesen

Wenn man mehr über die Inhaltsstoffe verpackter Lebensmittel erfahren will, kommt man ums Etikettenlesen nicht herum. Auf den ersten Blick scheinen die verschiedenen Labels ziemlich verwirrend, doch hat man sich den Aufbau der gesetzlich vorgegebenen Kennzeichnungen klargemacht, kann man sich rasch einen Überblick verschaffen.

Auf verpackten Lebensmitteln ist in allen EU-Ländern die Angabe der sogenannten Big 7 Pflicht. Dazu zählen neben dem Kaloriengehalt des Lebensmittels die Mengenangaben zu Fett, gesättigten Fettsäuren, Kohlenhydraten, Zucker, Eiweiß und Salz. Zum besseren Vergleich sind diese Angaben jeweils auf 100 g bzw. 100 ml bezogen. Doch das entspricht nicht immer der jeweiligen Portionsgröße, dafür muss man ggf. umrechnen.

Neben den Pflichtangaben gibt es freiwillige Ergänzungen, die je nach Hersteller variieren. Hierzu zählen:

- Angaben pro Portion
- Angaben in % bezogen auf den Tagesgesamtumsatz eines durchschnittlichen Erwachsenen. Dieser wird mit 2000 kcal / 8400 kJ angegeben.
- Angabe von Ballaststoffen oder weiteren Nährstoffen.

Zusätzlich zu den Nährstoffangaben findet sich eine Listung der Inhalts- und Zusatzstoffe. Dabei sind die einzelnen Inhaltsstoffe absteigend nach

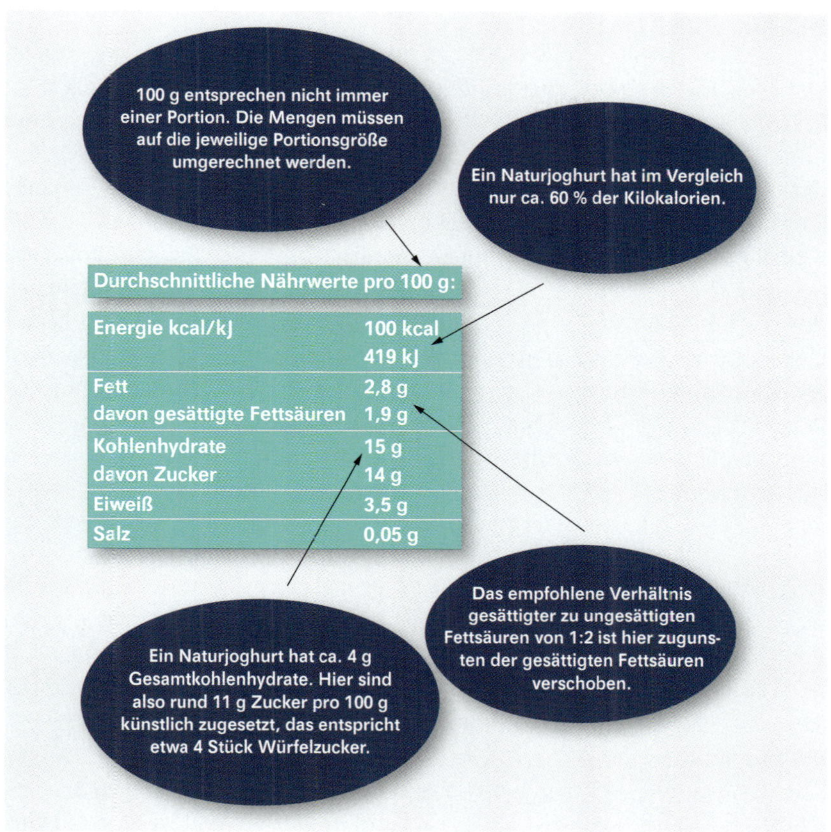

Abb. 5.1: Etikett eines Fruchtjoghurts.

ihrer Menge gereiht, zu Beginn der Liste stehen die in großen Mengen enthaltenen Zutaten, am Ende die mit der geringsten Menge. Je stärker ein Lebensmittel verarbeitet ist, desto länger ist seine Liste an Inhalts- und Zusatzstoffen. Jeder Zusatzstoff besitzt eine eigene E-Nummer. In der Zutatenliste wird er entweder mit seinem wissenschaftlichen oder Trivialnamen (z. B. Azorubin oder Azofarbstoff) oder mit seiner E-Nummer (z. B. E 122) aufgeführt. Das trägt leicht zur Verwirrung bei.

Tab. 5.2: Beispiele für Zusatzstoffe

Farbstoffe, Konservierungsstoffe, Antioxidationsmittel, Säureregulatoren, Süßungsmittel, Emulgatoren, Stabilisatoren, Verdickungsmittel, Geschmacksverstärker, Geliermittel etc.

Saisonal und regional

Es müssen nicht zwingend die Erdbeeren aus Australien im Januar sein. Denn was bei uns im Laden aus fernen Ländern ankommt, wurde meist unreif geerntet, hat lange Transportwege hinter sich und wie viele der natürlichen Nährstoffe tatsächlich noch enthalten sind, ist eher fraglich. Das macht sich auch am Geschmack bemerkbar. Legt man Wert auf frisches, möglichst nährstoffreiches Obst und Gemüse, sind saisonale und regionale Produkte die bessere Wahl. Hier sind die Produkte meist länger gereift, die Lagerungszeiten deutlich kürzer, die Transportwege direkter und man kann davon ausgehen, dass ein Mehr an Nährstoffen beim Verbraucher ankommt. Man sollte daher beim Einkauf auf das Herkunftsland der Lebensmittel achten. Wenn es nicht explizit das argentinische Rindersteak sein muss, kann man über den Einkauf lokaler Produkte die heimische Wirtschaft stärken und einen Beitrag für die Umwelt leisten.

Bio – ja oder nein?

Bio liegt im Trend. Viele verschiedene Biosiegel sind auf dem Markt und auch zahlreiche Discounter und Supermärkte bieten eigene Bioproduktlinien an. Die Vielfalt der Gütesiegel mit unterschiedlichen Qualitätsstandards macht es schwer, die Übersicht zu bewahren. Klar ist: Die Produkte müssen aus ökologischem Anbau stammen. Doch die Vorgaben sind hier unterschiedlich, so legen manche Verbände nicht nur Wert auf eine biologische Herstellung, sondern auch auf sparsamen Wasserverbrauch und umweltschonende Verpackungsmaterialien. Wem es zu mühsam ist, sich mit den Details der unterschiedlichen Biolabels zu befassen, der kann sich zumindest darauf verlassen, dass ein Bioprodukt ohne Antibiotika und Pflanzenschutzmittel hergestellt wurde und keine Zusatzstoffe wie Süßstoffe, Farbstoffe, Stabilisatoren oder Geschmacksverstärker enthalten darf. Interessant ist: Wer Bioprodukte wählt, scheint bewusster einzukaufen und weniger Lebensmittel wegzuwerfen.

„Frei von“- und Light-Produkte – die Macht der Werbung

Zuckerfrei, glutenfrei, laktosefrei – spätestens das Label „fettfrei" auf der Mineralwasserflasche sollte nachdenklich stimmen. Die Werbung schlägt zu, wenn es darum geht, Lebensmittel als gesund anzupreisen.

Weniger scheint mehr, zumindest was bestimmte Inhaltsstoffe in Lebensmitteln anbelangt. Doch wenigen ist bewusst, dass fettfreie oder Light-Produkte ihren Geschmack oft einem Mehr an Zucker verdanken; fällt Fett als Geschmacksträger weg, wird der fahle Geschmack häufig mit Zuckerzusatz kompensiert.

Auch laktosefreie oder glutenfreie Lebensmittel werden oft als besonders körperschonend eingeschätzt. So mancher ist überzeugt, dass er durch den Griff zur laktosefreien Milch seine Gesundheit fördert. Doch das Gegenteil ist der Fall: Zwar sind laktosefreie Produkte für Menschen, die unter einer Laktoseunverträglichkeit leiden (s. Kap. 3, S. 81f.), eine große Hilfe, doch laktosefrei bedeutet auch, dass die Lebensmittel stärker verarbeitet wurden und das per se ist nicht gesünder. Auch glutenfreie Ernährung hat für gesunde Menschen keinen Nutzen, im Gegenteil. Fehlt Gluten, mischen Hersteller oft mehr Zucker und Fett in Brot oder Kuchen. Das sollte man bedenken, wenn man „präventiv" glutenfreie Backwaren konsumiert.

Kochtipps für die Praxis

Die Koch-App auf dem Handy, Ernährungstipps aus dem Radio oder das Rezept im Lieblingskochbuch – es gibt unzählige Möglichkeiten, um Ideen und Anregungen fürs Kochen zu bekommen. Wie viel Raum man dem Kochen einräumt, ist abhängig von der eigenen Erfahrung, von Lust, Gewohnheit und Zeit. Kochen ist mehr als die pure Zubereitung von Energie- und Baustoffquellen für den Körper, Kochen bedeutet, sich Zeit zu nehmen, für sich zu sorgen und seinen eigenen Wünschen nachzugehen. Kochen kann helfen, sich zu entspannen und einen Ruhepol in der täglichen Hektik zu schaffen, einen kurzen Moment der Fürsorge für sich selbst. Mit Freunden gemeinsam zu kochen ist nicht nur ein schönes geselliges Event, es sorgt auch für Abwechslung in den Essensgewohnheiten. Doch auch für sich allein lohnt ein selbstgekochtes Essen. Es muss nicht das mehrgängige Menü sein, selbst schnell

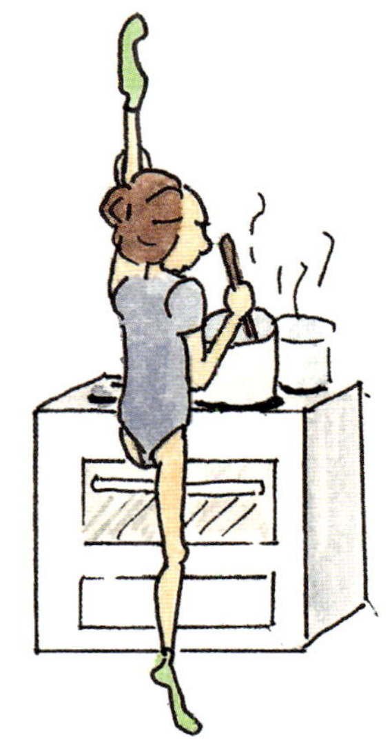

TIPPS

- ✔ Suchen Sie sich ein paar Grundgerichte, die einfach und schnell zu kochen sind und für die Sie die nötigen Zutaten immer zu Hause haben.
- ✔ Kochen Sie bei warmen Mahlzeiten ein paar Portionen mehr. Diese können Sie für die nächste Hauptmahlzeit aufwärmen, am folgenden Tag als kalten Snack verwenden oder für später einfrieren.

und einfach zubereitete Speisen können ausgewogen und nährstoffreich sein. Und kocht man gleich ein bisschen mehr, hat man auch für die nächsten Tage noch etwas Leckeres parat.

Die Wassermenge ist entscheidend

Viele Nahrungsmittel – allen voran frisches Gemüse – sind empfindlich gegen Licht, Sauerstoff und Hitze. Damit bis zum Verzehr möglichst wenig an Vitaminen und Nährstoffen verloren geht, sollte man sie nicht zu lange lagern, wenig Licht aussetzen und – je nach Lebensmittel – vorzugsweise in geringer Flüssigkeit erhitzen. Brät man Gemüse nur kurz in Öl an oder erhitzt es mit wenig Flüssigkeit, bleibt es knackig und frisch. Abhängig von der verwendeten Wassermenge spricht man beim Kochen vom Garen, Blanchieren, Dünsten oder Dämpfen. Zum leichteren Verständnis seien die Unterschiede kurz erklärt:

Garen

Das Nahrungsmittel wird in viel kochendem Wasser erwärmt (z. B. Nudeln oder Kartoffeln). Beim Garen von Gemüse werden wasserlösliche Vitamine und Mineralstoffe ins Kochwasser ausgeschwemmt. Hier lohnt es sich, das Kochwasser weiter zu verwenden, z. B. für Suppen oder Saucen.

Blanchieren

Das Lebensmittel wird nur sehr kurz in kochendes Wasser gelegt oder damit übergossen. Erfordert es das Rezept, ist es gut zu wissen, dass sich Obst und Gemüse (z. B. Pfirsiche oder Tomaten) nach dem Blanchieren leicht schälen lassen.

Dünsten

Hier werden entweder geringe Mengen Flüssigkeit (z. B. Wasser, Suppe, Öl oder Wein) erhitzt und anschließend das Lebensmittel zugegeben, oder man nutzt die Flüssigkeit des Lebensmittels selbst. Vor allem für wasserreiche Nahrungsmittel wie Obst, Gemüse, Fisch oder Fleisch ist diese Methode gut geeignet. Der Nährstoffverlust ist sehr gering.

Dämpfen
Die Zubereitung erfolgt in einem speziellen Dampfgarer oder einfach über Wasserdampf in einem in den Topf eingehängten Sieb. Das Lebensmittel wird bei einem Wasser-Luft-Gemisch von etwa 100° C gegart, durch die schonende Zubereitung bleiben Farbe, Form und Nährstoffe nahezu komplett erhalten. Besonders gut geeignet ist diese Methode für Gemüse und Fisch.

Öl – gewusst wie

Mit einer kleinen „Ölothek“ kann man sich eine Palette an gesunden Fettlieferanten zulegen (s. Tab. 1.6, S. 29). Jedes Öl hat seine besonderen Stärken; man sollte darauf achten, welches sich am besten zum Erhitzen eignet und welches kalt besonders lecker schmeckt.

Beginnt Öl in der Pfanne zu rauchen, ist das kein gutes Zeichen. Wird es braun und entwickelt einen stechenden Geruch, dann wurde es über seinen Rauchpunkt erhitzt und beginnt sich zu zersetzen. Dann heißt es: Finger weg, denn zersetztes Öl bildet gesundheitsschädliche Stoffe und sollte auf keinen Fall weiterverwendet werden. Zum Erhitzen gut geeignet sind Olivenöl, Rapsöl, Erdnussöl oder Sesamöl. Doch Achtung: Kein Öl ist komplett hitzestabil, selbst hitzebeständiges Öl zersetzt sich, wenn es zu lange erhitzt wird. Als hitzeempfindliche Öle gelten Distelöl, Sonnenblumenöl, Kürbiskernöl und Leinöl, sie eignen sich eher für kalte Speisen wie Salate oder Dips oder können zum Verfeinern von Suppen verwendet werden.

Aufgrund seiner Zusammensetzung zählt Olivenöl seit Jahren zu den Topfavoriten der gesunden Öle. Es kann sowohl zum Kochen als auch kalt für Dressings oder als Topping verwendet werden.

Die Haltbarkeit von Öl hängt von seiner Verarbeitung ab: Raffinierte Öle werden im Herstellungsprozess stark verarbeitet, sie sind hell und klar und haben einen relativ neutralen Geruch und Geschmack. Kalt gepresste Öle sind weniger lange haltbar, verfügen dafür aber über ein intensiveres Aroma und sind reich an Vitaminen, Antioxidantien und sekundären Pflanzenstoffen.

Infos zur Ölherstellung

Pressung: Das Öl wird mechanisch aus der Frucht herausgepresst. Bei biologischen Ölen ist dies der einzige Verarbeitungsschritt. Kalt gepresste Öle enthalten viele gesunde Bestandteile aus Fruchtfleisch und Samen.

Extraktion: Mithilfe von chemischen Lösungsmitteln wird eine möglichst große Menge an Öl aus der Frucht, den Nüssen oder Samen gewonnen.

Raffination: Um das Öl besonders hitzestabil und haltbar zu machen, werden Pflanzenreste, Trüb- und Schleimstoffe – damit auch Vitamine, Antioxidantien und sekundäre Pflanzenstoffe – aus dem Öl entfernt. Raffiniertes Öl ist daher neutral im Geschmack, von heller Farbe und besitzt kaum noch typische Merkmale des Ursprungsprodukts.

Gesunde Toppings – Sprossen, Samen und Co.

Ob als Add-on auf dem Salat oder als Finish auf der Pasta, gesunde Toppings werten die Mahlzeit auf. Nuss- oder Samenmus ins Müsli mischen, Ingwer in den frisch gepressten Orangensaft reiben, Samen oder Sprossen über den Salat streuen – schon ist die Mahlzeit um zahlreiche Vitamine, Mineralstoffe, Eiweiß, gesunde Fette und sekundäre Pflanzenstoffe reicher! Als Toppings auf Salat oder Pasta sind neben *Käse*, wie Schafskäse, Hüttenkäse, Parmesankäse oder geriebener Hartkäse, auch *Früchte* beliebt, beispielsweise Mandarinen, Ananas oder Granatapfelkerne.

Sprossen sind wahre Nährstoffspender! Die wohl bekannteste Sprossenart ist Kresse, doch es gibt noch viele weitere Pflanzen, die gekeimt als Sprossen verzehrt werden können, etwa Sojabohnen, Mungbohnen oder diverse Getreide- und Gemüsesorten. Besonders in den kalten Monaten, wenn die Obst- und Gemüseauswahl geringer ist, sind sie eine tolle nährstoffreiche Ergänzung!

Samen wie Leinsamen, Sonnenblumenkerne, Sesam, Mohn, Chia-Samen oder Pinienkerne sowie Nüsse werten nicht nur Müsli und Salate auf, auch als Toppings auf Suppen oder Pasta sind sie eine wertvolle Quelle für Vitamine, Mineralstoffe, Fett und Eiweiß.

Kräuter und Gewürze verleihen dem Essen eine eigene Geschmacksnote. Doch sie können noch mehr: Neben ihrem Aroma liefern sie eine

Vielzahl gesundheitsfördernder Inhaltsstoffe wie sekundäre Pflanzenstoffe und Antioxidantien. Denn Kräuter und Gewürze stammen meist aus Pflanzen: Safran und Nelken gewinnt man aus Blüten, Zimt aus der Rinde, Ingwer und Kurkuma sind Pflanzenwurzeln, Pfeffer, Kümmel, Anis oder Muskatnuss stammen aus Früchten und Samen. Einige Gewürze haben eine heilende Wirkung und können daher auch gezielt bei Beschwerden eingesetzt werden; so ist Kümmel hilfreich bei Verdauungsbeschwerden, Salbei hilft bei Halsschmerzen. Es lohnt sich, mit Gewürzen zu experimentieren. Clever eingesetzt bringen sie geschmackliche Vielfalt ins Essen und können das universale Suppenpulver aus der Küche verdrängen.

Frisch oder fertig?

Vieles spricht dafür, Ready-to-Go-Nahrung zu meiden – besonders wenn man fit fürs Tanzen sein will. Denn was in diesen Produkten tatsächlich enthalten ist, das ist selbst bei genauem Studium der Etiketten nur schwer erkennbar. Fertigprodukte und Convenience Food verdanken ihre lange Haltbarkeit und ihren Geschmack meist künstlich zugesetzten Konservierungs- und Aromastoffen. Damit liefern sie häufig „leere Kalorien" in Form von Fett und Zucker, gesunde Nährstoffe kommen hingegen eher zu kurz.

Tiefkühlkost – der Unterschied liegt im Detail

Von Pizza über Fertiggerichte bis hin zu Gemüse, Obst oder Kräutern, die Palette an Tiefkühlangeboten ist groß. Doch kann man tatsächlich guten Gewissens seinen Lebensmittelvorrat mit Tiefkühlkost aufstocken? Die Antwort lautet „Jein", denn es ist vom Produkt abhängig, für das man sich entscheidet. So sollte man Fertiggerichte lieber meiden, tiefgefrorenes Gemüse, Obst oder ein Naturfischfilet können hingegen den Lebensmittelvorrat durchaus bereichern. Dabei gilt: je unverarbeiteter das Nahrungsmittel, desto reicher sein Gehalt an Nährstoffen.

Tiefgefrorenes Obst und Gemüse können sogar einen höheren Nährstoffgehalt besitzen als

TIPP

Halten Sie gut portionierbares Gemüse in der Tiefkühltruhe auf Vorrat. Es hat oft mehr Nährstoffe als so manches „frische" Gemüse, das zuerst im Laden und anschließend einige Tage im Kühlschrank gelagert wurde.

ihre „frischen“ Pendants, denn durch lange Transportwege und unsachgemäße Lagerung büßen diese nicht nur ihre Frische, sondern auch ihre Nährstoffe ein. Werden Obst und Gemüse direkt nach der Ernte schockgefroren, bleiben die Nährstoffe weitgehend erhalten. Doch beim Auftauen sollte man vorsichtig sein: Wasserlösliche Vitamine und Mineralstoffe können mit der Tauflüssigkeit verloren gehen.

Konserven – besser als ihr Ruf

Auch Konserven können – clever ausgewählt – eine hilfreiche Ergänzung im Lebensmittelvorrat sein. Doch Finger weg von Fertiggerichten und Produkten mit beigemengten Saucen. Sie sind reich an Konservierungsmitteln und meist keine geschmacklichen Highlights. Dosen oder Gläser mit Tomaten, Bohnen, Mais, Kichererbsen oder roter Beete können hingegen die Vorratskammer bereichern und bieten eine gute Basis für eine warme Mahlzeit.

Abgelaufen – in den Müll?

Das auf der Verpackung abgedruckte Mindesthaltbarkeitsdatum ist nicht gleich das Wegwerfdatum! Besonders bei leicht überprüfbaren Nahrungsmitteln wie Joghurt, Quark oder Käse lohnt sich ein kurzer „Gütetest“: Anschauen, riechen und ggf. vorsichtig probieren – erst dann sollte die Entscheidung fallen, ob Entsorgung oder Verzehr angesagt ist. Obst und Gemüse, das nicht mehr knackig und frisch ist, kann oft noch gut zum Kochen verwendet werden – vorausgesetzt es ist nicht faulig oder schimmelig. Wenn immer wieder die gleichen Lebensmittel rasch verderben, ist möglicherweise eine falsche Lagerung schuld.

Auswärts essen

Ist man den ganzen Tag unterwegs, bedarf es einiger Planung, um sich gut und abwechslungsreich zu ernähren. Am kostengünstigsten ist es, sich das Essen für den Tag zu Hause selbst vorzubereiten und – gut verpackt – mitzunehmen. Dann ist in den Pausen gleich etwas Essbares zur Hand und die kostbare Pausenzeit muss nicht mit Einkaufen und Schlangestehen verbracht werden.

Es lohnt sich, die Ernährungsmöglichkeiten vor Ort zu erkunden – ob im täglichen Umfeld oder auf Tournee.

Doch manchmal fehlt einfach die Zeit und Lust, für das Essen des nächsten Tags vorzusorgen. Damit auch dann die Verpflegung tagsüber nicht zum Problem wird, sollte man die Ernährungsmöglichkeiten vor Ort ausloten. Es ist hilfreich zu wissen, wo es in der Umgebung hochwertige Nahrung gibt, die schnell zu besorgen ist.

Kantine

Kantinenessen ist nicht teuer und meist gibt es keine langen Wartezeiten. Das sind Vorteile, die man nutzen sollte, vorausgesetzt die Qualität des Essens stimmt. Abhängig von der Größe der Kantine, der Essenszubereitung, -lieferung und -warmhaltung finden sich große Qualitätsunterschiede. Essen in großen Mengen zu günstigen Preisen geht häufig auf Kosten der Qualität von Lebensmittel und Zubereitung. So ist bei Kantinenessen zur Verstärkung des Geschmacks der Fett- und Salzanteil oft recht hoch und die lange Warmhaltung kann hitzeempfindliche Vitamine zerstören.

Mit etwas Aufmerksamkeit kann man sich einen Überblick über Angebot und Qualität schaffen: Werden Hauptspeisen mit Gemüse, gebratenem Fleisch oder Fisch angeboten? Gibt es eine Auswahl an Beilagen wie verschiedenfarbiges Gemüse, Kartoffeln oder Reis, die ohne Zusatz von Saucen und Fett serviert werden und frisch aussehen? Gibt es frisches Obst? Gibt es eine Salattheke? Lassen sich einzelne Essenskomponenten frei zusammenstellen, kann man aus dem Angebot frische Lebensmittel aussuchen und geschickt kombinieren. Ist die Pause kurz und wartet das nächste Training, sollte eine kleinere Portion auf dem Teller landen. Halbe Portionen sind zwar meist kaum preiswerter als ganze Mahlzeiten, doch dafür ist der Magen bei der anschließenden körperlichen Belastung nicht ganz so voll.

Kommt es bei regelmäßigem Essen in der Kantine – beispielsweise im Internat – zu Gewichtsveränderungen und Leistungseinbußen, ist es ratsam, die Speisen genauer unter die Lupe nehmen.

Lokale mit frischer Mittagsküche

Besonders in den größeren Städten gibt es ein wachsendes Angebot an kleinen Lokalen, die täglich wechselnde, günstige Mittagsmenüs anbieten – häufig auch zum Mitnehmen. Hier wird oft frisches, vielfältiges Essen in kleinen Portionen aufgetischt. Eine Recherche lohnt sich!

Schnellimbiss

Finger weg von Döner, Pizzaschnitten, Asia-Noodles, Fastfood und Co.! In diesen Ready-to-Go-Essen stecken fast immer viel Fett, Zucker und künstliche Zusatzstoffe. Essen vom Schnellimbiss sollte daher die Ausnahme in der Ernährung eines Tänzers darstellen.

Lieferdienst

Man kann sich hochwertiges Essen auch direkt nach Hause bestellen! Das hat zwar seinen Preis, doch besonders in Städten ist das Angebot an guten Zustellservices groß. Es muss keine Lösung für jeden Tag sein, doch es lohnt sich zu recherchieren!

Supermarkt

Gibt es einen gut sortierten Supermarkt in der Nähe, ist es ein Leichtes, sich ein gesundes Essen zusammenzustellen. Brot mit Aufstrich, Obst, Gemüse, Milchprodukte – die breite Palette erlaubt eine vielfältige und gesunde Ernährung und ermöglicht auch gleich einen Einkauf für die Hauptmahlzeit zu Hause.

Bäckerei

Die meisten Bäckereien bieten neben Brot und Süßwaren auch fertige Sandwiches mit Belag. Hier sollte man nach Vollkornbrot Ausschau halten und Füllungen mit (Frisch-)Käse, Schinken und zusätzlichem Gemüse bevorzugen. Mayonnaisehaltige Saucen, Pizzaschnitten, gefüllte Croissants oder Teigtaschen sind nicht empfehlenswert. Wird das Sandwich vom Bäcker zur täglichen Routine, ist wohl die Essensplanung zu überdenken. Denn oft befinden sich die Bestandteile für ein leckeres Sandwich zu Hause im Kühlschrank, wo sie dann im ungünstigsten Fall gerade verderben.

6

Fit und schlank – eine Herausforderung für Tänzer

Von klassischem Ballett bis Tango, in vielen Tanzdisziplinen steht die Ästhetik des Körpers im Rampenlicht. Ein schlanker, wohlproportionierter Körper gilt als Inbegriff des Tanzes. Das hat auch praktische Gründe, denn Hebungen, akrobatische Schrittfolgen und Partnerarbeit fordern Leichtigkeit – neben Beweglichkeit und einer guten Tanztechnik. Doch bedenklich wird es, wenn Attribute wie schlank und wohlproportioniert

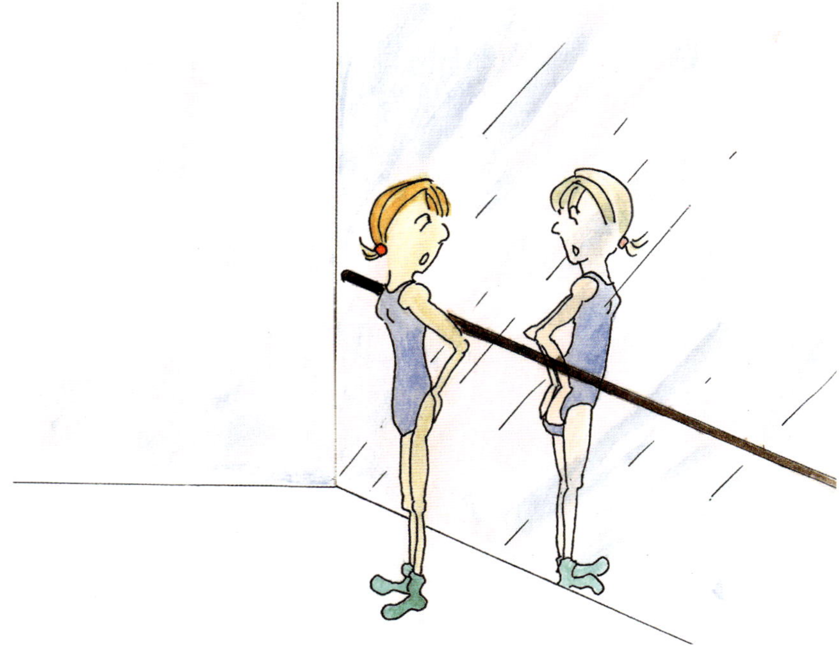

gleichgesetzt werden mit erfolgreich und glücklich – und das geschieht nicht nur im Tanz.

Die genetische Veranlagung, der Stoffwechsel, aber auch die Essgewohnheiten, das Trainingspensum und der Lebensstil haben Einfluss auf unser Äußeres – auf Größe, Figur und Gewicht. Lässt sich an den Stellschrauben Ernährung und Bewegung auch drehen, so spielt die Genetik oft die Hauptrolle, entscheidet über Größe, Proportion und Muskelverteilung. Die Zahlen lassen aufhorchen: Zwei Drittel der Frauen und Männer in Deutschland sind mit ihrer Figur unzufrieden, im Tanz liegt die Quote noch höher. Der hohe Anspruch an die Figur, der häufige Blick in den Spiegel, die oftmals eng anliegende Tanzkleidung, der Vergleich mit den Mittänzern, das rückt den Körper in den Mittelpunkt, lässt schnell vergessen, dass dünn zu sein nicht automatisch bedeutet, ein besserer Tänzer zu sein. Es ist eine Gratwanderung für viele Tänzer: sich so zu ernähren, dass man schlank bleibt und dennoch genügend Energie, Kraft und Ausdauer besitzt für Training, Probe und Vorstellung.

Wie viele Kalorien brauchen Tänzer?

Um den täglichen Kalorienbedarf abzuschätzen, muss der Energiehaushalt von Tänzern genauer betrachtet werden. Dieser variiert abhängig von Alter und Geschlecht, von Körperstatur, Lebensstil und Training.

Grundumsatz – der Basisenergieverbrauch

Die Energiemenge, die der Körper braucht, um im Ruhezustand seine Basisfunktionen aufrechtzuerhalten, wird als Grundumsatz bezeichnet. Auch im Liegen ganz ohne Bewegung verbrennt der Körper Energie, braucht er Treibstoff für das Herz-Kreislauf-System, die Nieren-, Darm- und Hirntätigkeit. Gemessen wird der Grundumsatz unter festen Standardbedingungen: entspannt liegend, zwölf Stunden nach der letzten Nahrungsaufnahme und bei einer Umgebungstemperatur von 20° C. Der Grundumsatz ist u. a. abhängig von Alter, Geschlecht und Körperoberfläche. Intensives Training, Wachstum oder Stress lassen den Grundumsatz ansteigen, längere Fastenzeiten und extrem verringerte Kalorienzufuhr führen hingegen zu einer Senkung des Grundumsatzes.

Tab. 6.1: Einflussfaktoren für den Grundumsatz (GU)

Alter	je älter, desto niedriger der GU	
Geschlecht	Männer haben einen höheren GU als Frauen.	
Größe	je größer, desto höher der GU	
Gewicht	je schwerer, desto höher der GU	*Ein schlanker Tänzer hat einen niedrigen GU.*
Muskelmasse	je höher der Muskelanteil, desto höher der GU	*Ein Tänzer mit gut entwickelter Muskulatur hat einen höheren GU.*
Kalorienzufuhr	Längerfristiges Fasten mit einer Kalorienzufuhr unterhalb des GU senkt den GU weiter ab.	*Ein Tänzer mit stark unterhalb des GU reduzierter Kalorienzufuhr senkt seinen GU weiter ab.*

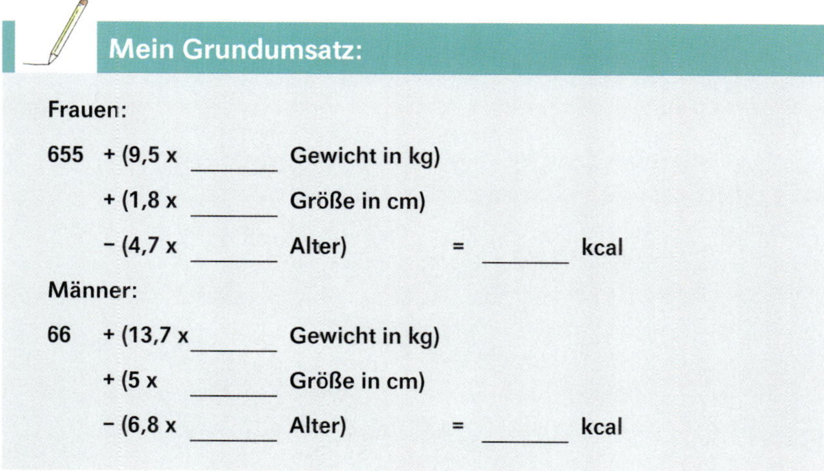

Mein Grundumsatz:

Frauen:

655 + (9,5 x ______ Gewicht in kg)
+ (1,8 x ______ Größe in cm)
− (4,7 x ______ Alter) = ______ kcal

Männer:

66 + (13,7 x ______ Gewicht in kg)
+ (5 x ______ Größe in cm)
− (6,8 x ______ Alter) = ______ kcal

Nach Harris/Benedict, 1919, modifiziert nach McNeill, 1993.

Gesamtumsatz – die Bewegung ist entscheidend

Der Gesamtumsatz setzt sich aus dem Grundumsatz und der täglichen körperlichen Aktivität zusammen. Diese wird anhand des sogenannten PAL-Wertes (Physical Activity Level) eingestuft: je höher die tägliche körperliche Aktivität, desto höher der PAL-Wert. Durch Multiplikation des

Grundumsatzes mit dem entsprechenden PAL-Wert errechnet sich der Gesamtumsatz, also die täglich benötigte Kilokalorienmenge.

Tab. 6.2: PAL-Wert

Trainingsbelastung	PAL
ohne Trainingsbelastung	1,4
bei leichter Trainingsbelastung (ca. 5 h / Woche)	1,6
bei mittlerer Trainingsbelastung (ca. 10 h / Woche)	1,8
bei hoher Trainingsbelastung (> 15 h / Woche)	2,0

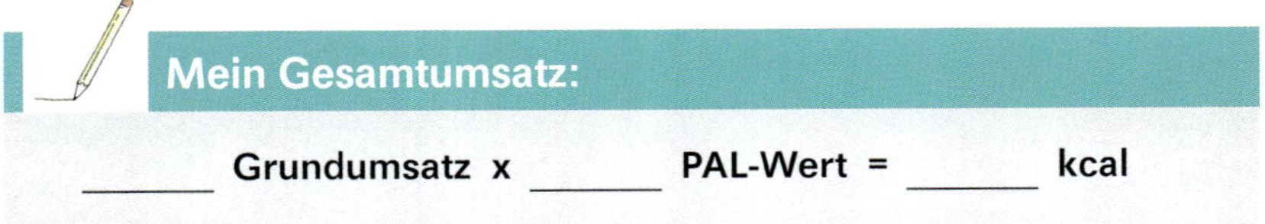

Tab. 6.3: Gesamtumsatz im Tanz – zwei Beispiele

Tänzerin, 55 kg, 167 cm, 22 Jahre	Tänzer, 67 kg, 176 cm, 21 Jahre
Grundumsatz: 655 + (9,5 × 55) + (1,8 × 167) – (4,7 × 22) = 1375 kcal	Grundumsatz: 66 + (13,7 × 67) + (5 × 176) – (6,8 × 21) = 1721 kcal
Gesamtumsatz bei mittlerer Trainingsbelastung: GU × PAL 1,8 = **2475 kcal pro Tag**	Gesamtumsatz bei mittlerer Trainingsbelastung: GU × PAL 1,8 = **3098 kcal pro Tag**
Gesamtumsatz ohne Trainingsbelastung: GU × PAL 1,4 = **1925 kcal pro Tag**	Gesamtumsatz ohne Trainingsbelastung: GU × PAL 1,4 = **2409 kcal pro Tag**
550 kcal Mehrbedarf pro Tag durch Tanztraining	**689 kcal Mehrbedarf pro Tag** durch Tanztraining

Was den Kilokalorienverbrauch im Training betrifft, sind viele Tänzer überrascht, denn entgegen des eigenen Körpergefühls scheint dieser nicht immens. Das ist der Art des Trainings geschuldet; im Tanz sind kurze, intensive Belastungen an der Tagesordnung, unterbrochen von Pausen, in denen korrigiert wird, Schrittmaterial erklärt wird oder die anderen Tänzer am Zuge sind. Damit liegt die „Nettobelastungszeit" oft deutlich unter der „Bruttotrainingszeit" und das macht sich beim Energieverbrauch bemerkbar.

Der individuelle Kalorienverbrauch hängt neben der Dauer und Intensität des Trainings auch vom Trainingszustand ab. Fortgeschrittene Tänzer brauchen für die gleiche Leistung weniger Energie als Untrainierte, da sie eine besser koordinierte Muskelarbeit, ökonomischere Bewegungen sowie eine ausgefeiltere Tanztechnik aufweisen. Muskulöse Tänzer verbrauchen mehr Kalorien, da der Energieverbrauch mit der Muskelmasse ansteigt. Generell liegt daher – trotz Tanztraining gleicher Intensität – der Kalorienverbrauch von Männern über dem von Frauen.

Mit zunehmendem Alter sinkt der Grundumsatz. Damit reduziert sich auch der Gesamtumsatz – trotz gleichbleibender körperlicher Aktivität.

Tab. 6.4: Kilokalorienverbrauch im Tanztraining pro Zeitstunde

Trainingsintensität	kcal/h
leicht	180
mittel	290
hoch	360

Modifiziert nach Beck / Redding / Wyon, 2015. Da der Energiebedarf während des Tanzens von vielen unterschiedlichen Faktoren abhängt, können allgemeine Angaben zum Kalorienverbrauch nur eine grobe Annäherung darstellen.

Figur und Körperzusammensetzung

Jedes Training verändert den Körper; je nach Trainingsschwerpunkt bildet sich Muskulatur, wird Körperfett reduziert oder werden Faszien elastischer. Doch die Veränderungen haben ihre Grenzen. Das genetische Programm spielt eine große Rolle, wenn es um die Zusammensetzung und Figur des Körpers geht. Jeder Mensch hat seine individuellen Proportionen und sein individuelles Idealgewicht, das sich – trotz intensiven Trainings und optimaler Ernährung – nur schwer dauerhaft verändern lässt.

BMI – der Body-Mass-Index

Das Körpergewicht allein, ohne Bezug zur Körpergröße, hat nur beschränkten Aussagewert. Daher wird zur Einschätzung des Gewichts der sogenannte Body-Mass-Index (BMI) herangezogen; er bezieht sowohl das Gewicht als auch die Größe in die Berechnung mit ein.

Mein BMI:

$$\frac{\_\_\_\_\_\_\ \text{Gewicht in kg}}{(\_\_\_\_\_\_\ \text{Größe in m})^2} = \_\_\_\_\_\_$$

Beispiel – Tänzerin, Gewicht: 55 kg, Größe: 1,67 m

$$\frac{55\ \text{kg}}{(1{,}67\ \text{m})^2} = 19{,}7$$

Der BMI erlaubt eine Einschätzung darüber, in welchem Bereich sich das eigene Gewicht bewegt, ob im Normal-, Unter- oder Übergewicht. Bei Übergewicht häufen sich typische Zivilisationskrankheiten wie Bluthochdruck oder Diabetes. Bei Untergewicht besteht die Gefahr, dass dem Körper lebensnotwendige Nährstoffe fehlen. Kommt dazu noch die körperliche Belastung durch das Tanzen, kann das der Gesundheit empfindlich schaden (s. S. 120).

Tab. 6.5: Einschätzung des BMI für Erwachsene

	BMI
Starkes Untergewicht	< 17
Untergewicht	17–18,5
Normalgewicht	18,5–25
Übergewicht	> 25

Bei Kindern und Jugendlichen unter 18 Jahren wird der BMI anhand sogenannter Wachstumskurven beurteilt. Diese Kurven sind für Jungen und Mädchen verschieden. Trägt man den errechneten Body-Mass-Index bei dem entsprechenden Alter ein, lässt sich der jeweilige Gewichtsbereich ablesen.

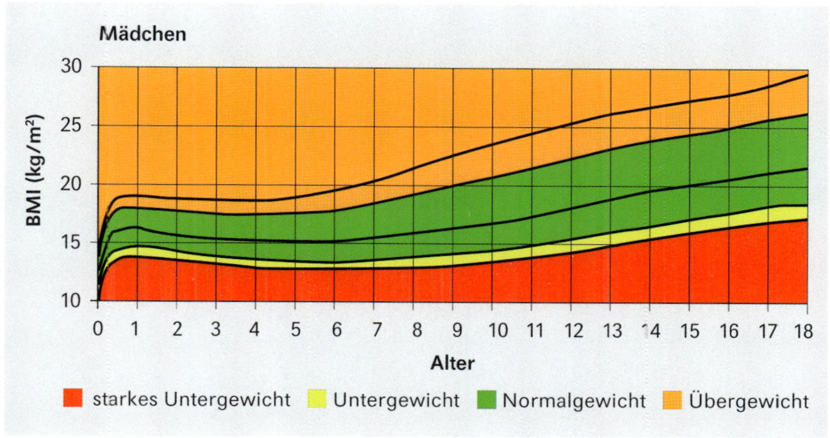

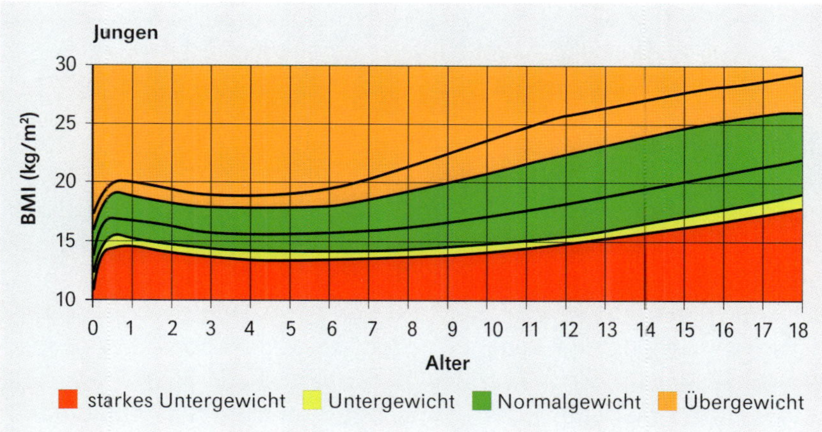

Abb. 6.1: BMI-Wachstumskurven für Kinder und Jugendliche unter 18 Jahren unter Berücksichtigung von Alter und Geschlecht.

Modifiziert nach Kromeyer-Hauschild u. a., 2001, und Kromeyer-Hauschild, 2015.

Körperfett – ungeliebt, aber wichtig

Wie es im Inneren des Körpers aussieht, wie das Verhältnis von Muskulatur zu Fettgewebe, von Bindegewebe zu Körperwasser ist, lässt sich von außen nur erahnen. Auch der Body-Mass-Index erlaubt keine detaillierte Aussage über die Zusammensetzung des Körpers. So kann die Figur zweier Tänzerinnen mit dem gleichen BMI sehr unterschiedlich aussehen – abhängig von ihrem Körperfettanteil.

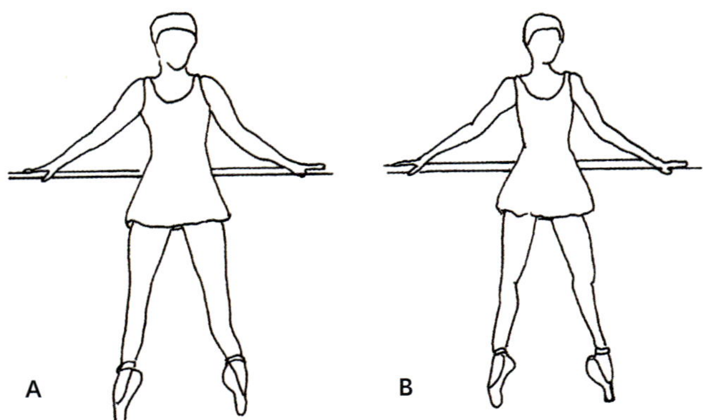

Abb. 6.2: Zwei Tänzerinnen mit gleicher Größe und gleichem Gewicht, aber unterschiedlichem Körperfettanteil: Tänzerin A: 55 kg, 1,67 m, 22 % Körperfett; Tänzerin B: 55 kg, 1,67 m, 17 % Körperfett.
Modifiziert nach Mastin, 2009.

Die Bestimmung des Körperfettanteils erlaubt einen Einblick in die Zusammensetzung des Körpers und lässt mögliche Gesundheitsrisiken abschätzen. Das ist besonders im professionellen Tanz von Bedeutung, wo Schlanksein oft höchste Priorität hat. Denn Körperfett ist wichtig für die Gesundheit des Tänzers (s. Kap. 1, S. 27), ein ausreichender Körperfettanteil ist für die optimale Belastbarkeit unerlässlich.

Zwei Arten von Fett werden im Körper unterschieden: *Baufett* übernimmt an vielen Stellen wichtige Schutzfunktionen. So dient beispielsweise das Fersenkissen unterhalb des Fersenknochens zur Polsterung und Stoßdämpfung des Fußes; als Nierenlager sichert Baufett die Nieren in ihrer Position und schützt sie vor Erschütterung und Stößen. *Speicherfett* hingegen dient – wie der Name verrät – der Energiespeicherung in Form von Fett. Es findet sich im Unterhautfettgewebe und an ausgewählten Stellen des Körpers. Die Speicherung von Körperfett erfolgt in den Fettzellen, das sind Zellen mit dünnen, elastischen Wänden, die sich durch ihre extreme Dehnbarkeit dem jeweiligen Speicherbedarf anpassen. Ihre Menge und Verteilung ist genetisch vorgegeben; gegen die Position unserer

Das Verhältnis von Muskulatur zu Körperfett ist entscheidend für Stoffwechsel und Energiehaushalt. Während jeder Muskel Energie verbraucht und ein muskulöser Körperbau daher den Energiebedarf in die Höhe treibt, ist Körperfett am Stoffwechsel kaum beteiligt.

individuellen Fettpolster können wir daher wenig unternehmen, beeinflussbar ist aber der Füllzustand der einzelnen Fettzellen.

Welcher Körperfettanteil normal ist, hängt unter anderem von Geschlecht, Alter und Trainingszustand ab. Generell ist der Körperfettanteil bei Frauen höher als bei Männern, aus einem wichtigen Grund: Fett dient der Herstellung und Speicherung von Östrogen, dem weiblichen Geschlechtshormon. Sinkt das Körperfett unter einen kritischen Wert, sinkt auch der Östrogenspiegel – mit schwerwiegenden Folgen für die Gesundheit (s. S. 120ff.).

Ein guter Trainingszustand geht meist mit einem niedrigen Körperfettanteil einher, denn Training fördert Muskelwachstum und lässt Speicherfett schwinden. Mit zunehmendem Alter steigt der Körperfettanteil im Allgemeinen an, denn trotz gleichbleibender Trainingsbelastung nimmt die Muskulatur ab.

Tab. 6.6: Körperfettgehalt in Abhängigkeit von der Trainingsbelastung

Trainingsbelastung	Männer	Frauen
professionelle Tänzer	5–10 %	12–15 %
Hobbytänzer	11–14 %	16–23 %
ohne Tanz, wenig bis mäßige Bewegung	15–20 %	24–30 %

Modifiziert nach Lohman / Going, 1993.

Der Körperfettanteil lässt sich mit verschiedenen Verfahren messen, deren Genauigkeit variiert jedoch stark. So ist die Bestimmung des Körperfettanteils zwar theoretisch eine hilfreiche Methode zur Einschätzung der Körperzusammensetzung, doch ihre praktische Anwendung gestaltet sich schwierig.

Am verlässlichsten sind die Messungen mittels sogenannter Volumen- oder Strahlenmessverfahren; da diese jedoch nur in entsprechenden Labors durchgeführt werden können, sind sie für den Alltag nicht tauglich. Eine verbreitete Methode ist die Hautfaltenmessung: Mit einem speziellen Messschieber wird die Faltendicke des Unterhautfettgewebes an vorgegebenen Stellen des Körpers gemessen und über Formeln der Gesamtkörperfettgehalt berechnet. Die Verlässlichkeit der Messergebnisse hängt stark von der Erfahrung des Untersuchers ab und unterliegt häufig großen Schwankungsbreiten. Gebräuchlich sind auch die sogenannten Körperfettwaagen, die über Widerstandmessung im Körper den Fettanteil bestimmen. Das ist möglich, da Fett und Muskeln unterschiedliche elektrische Widerstände aufweisen. Doch Vorsicht: Auch Körperfettwaagen sind nicht sehr genau. Meist steht man nur mit den Füßen auf den Messplatten, sodass lediglich der untere Bereich des Körpers gemessen wird. Nur wenn die Waage über zusätzliche Handsensoren verfügt, wird der ganze Körper in die Messung miteinbezogen. Dennoch kann das Messergebnis stark schwanken, denn nasse Füße, eingecremte Haut oder eine volle Blase können die Messung empfindlich stören.

Körperfett für die Gesundheit

Niedriges Gewicht und geringer Körperfettanteil – besonders bei Tänzerinnen sollten hier die Alarmglocken läuten. Denn diese Konstellation kann zu schweren gesundheitlichen Problemen führen, die sich oft erst Jahre später äußern. Die sogenannte Triade der Tänzerin zeigt die Zusammenhänge auf: Reduzierte Kalorienaufnahme bei gleichzeitig hohem Trainingspensum, Zyklusunregelmäßigkeiten und Störung der Knochengesundheit sind eng miteinander verwoben. Wird die tägliche

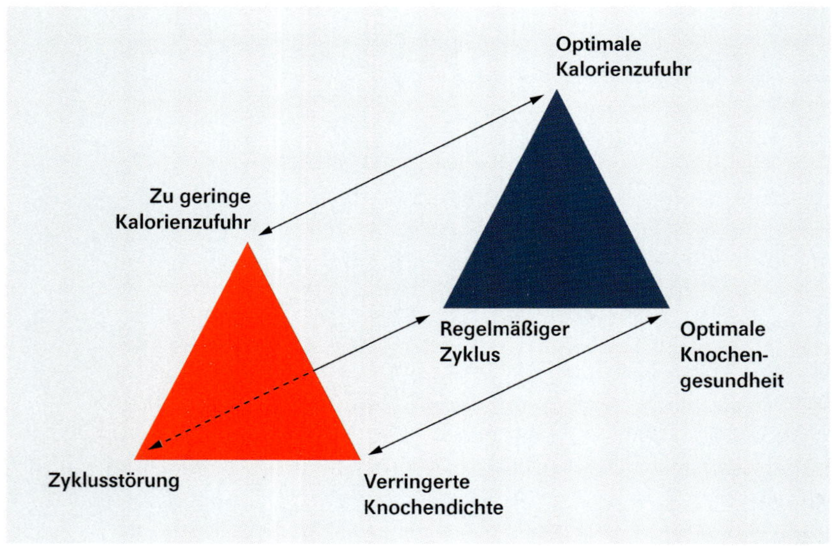

Abb. 6.3: Triade der Tänzerin: Übersicht über die Zusammenhänge der Knochengesundheit.

Modifiziert nach Nattiv u. a. (American College of Sports Medicine Position Stand), 2007.

Kalorienzufuhr beschränkt, sind wichtige Nährstoffe, Vitamine und Mineralstoffe nicht ausreichend vorhanden. Fehlen dem Körper Calcium zum Einbau in den Knochen, Vitamin D (s. Tab. 1.10, S. 38) zur Stimulation des Knochenaufbaus sowie Kalorien für den Erhalt des Körperfetts, hat das schwerwiegende Folgen.

TIPP

Vitamin D spielt neben den Knochen auch für die Muskulatur eine wichtige Rolle. Leiden Sie häufig unter Muskelverletzungen, sollten Sie Ihren Vitamin-D-Spiegel im Blut bestimmen lassen. Ein Vitamin-D-Mangel ist sehr verbreitet – auch bei Tänzern!

Fett ist wichtig für den weiblichen Hormonhaushalt; sinkt der Körperfettanteil unter eine kritische Grenze, machen sich erste Symptome des Östrogenmangels rasch bemerkbar: Die Regelblutung ist unregelmäßig oder bleibt ganz aus. Die Zahlen sind besorgniserregend: 30–55 % der professionellen Tänzerinnen leiden unter Zyklusunregelmäßigkeiten, und das ist nur die Spitze des Eisbergs, denn viele hormonelle Störungen lassen sich nur mittels spezieller Untersuchungen erkennen. Was von mancher Tänzerin als „praktisch" empfunden werden mag – das Ausbleiben der Regelblutung – hat langfristig schwere körperliche Folgen. Östrogen reguliert den Knochenumbau, ein Östrogenmangel lässt die Knochenwände dünner werden, macht den Knochen löchrig und porös. Vielen bekannt als Erkrankung der älteren Frau ist die Osteoporose leider auch bei jungen Tänzerinnen ein ernst zu nehmendes Problem. Durch Verlust von Knochenmasse, Veränderung der Mikroarchitektur und Minderung der Mineralisation verliert der Knochen seine Stabilität und Festigkeit, die Knochenqualität sinkt. Schon bei geringer Belastung können dann die Knochen brechen – Stressfrakturen sind keine Seltenheit bei Tänzerinnen.

Der Aufbau der maximalen Knochendichte, der „peak bone mass", ist bereits rund um das 25. Lebensjahr abgeschlossen. Von da an überwiegt der Knochenabbau, die Knochendichte nimmt langsam ab. Je höher daher die erreichte „peak bone mass", desto besser für das Alter. Kindheit und Jugend sind damit besonders sensible Phasen zur Vorbeugung gegen Osteoporose, denn hier wird der Grundstein für die Stabilität des Knochens im Erwachsenenalter gelegt.

Tab. 6.7: Osteoporose vorbeugen

Idealgewicht	Liegt bei Frauen der Body-Mass-Index unter 18,5, ist eine besonders ausgewogene und calciumreiche Ernährung zu empfehlen.
Östrogen	Östrogen gilt als Schlüsselhormon für den Knochenaufbau. Eine späte erste Regelblutung sowie unregelmäßige oder ausbleibende Regelblutungen sind Warnsignale für einen Östrogenmangel. Dies sollte beim Frauenarzt abgeklärt werden.
Calciumreiche Ernährung	Calcium verbessert die Knochendichte und reduziert den Knochenabbau. Ein ausgeglichener Calciumhaushalt unterstützt die Knochendichte.
Vitamin D	Vitamin D ist für den Einbau von Calcium in den Knochen essentiell. Mithilfe von Sonnenlicht kann der Körper in der Haut selbst Vitamin D bilden. Schon durchschnittlich 20 Minuten pro Tag im Freien unterstützen die Mineralisierung des Knochens. Auch kurze Pausen zwischendurch sollten daher zum Tanken von Tageslicht genutzt werden.
Mit dem Rauchen aufhören	Nikotin hat negative Auswirkungen auf den Knochenstoffwechsel und kann Osteoporose fördern.

Viel dreht sich ums Gewicht

Für einige Tänzer ist die morgendliche Gewichtskontrolle ein tägliches Ritual. Schon wenige Gramm mehr oder weniger können die Stimmung stark beeinflussen. Das ist kein guter Start in den Tag, denn lustvolles und intuitives Essen ist kaum möglich, wenn die Gedanken um das Körpergewicht kreisen. Nur wenige wissen, dass die Anzeige auf der Waage mit Vorsicht zu bewerten ist, denn die Messgenauigkeit bei Personenwaagen kann von Waage zu Waage um einige Kilogramm variieren.

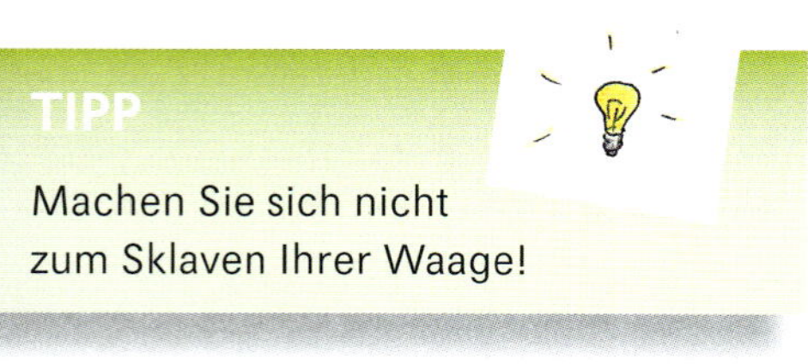

Regelmäßiges, nicht zu häufiges Wiegen kann zur Verlaufskontrolle durchaus sinnvoll sein – vorausgesetzt es wird immer dieselbe Waage benutzt. Mindestens genauso hilfreich ist das eigene

Körpergefühl, denn man spürt sehr genau, ob und wie sich der Körper verändert, auch ohne Kontrolle durch die Waage.

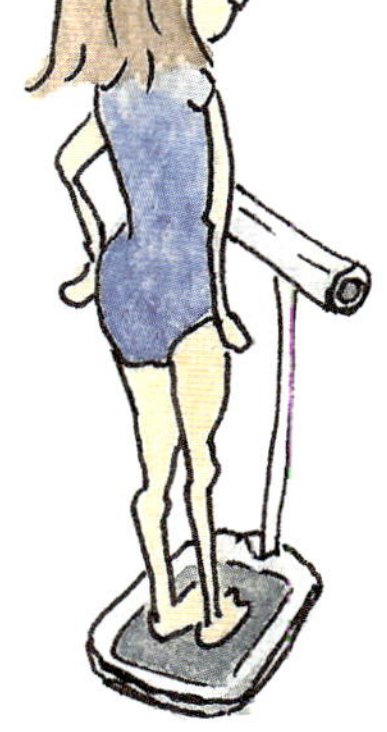

So mancher quält sich oft jahrelang, um sein Traumgewicht zu halten. Lässt man dann los und isst nach den eigenen Bedürfnissen, klettert das Gewicht nur um wenige Kilogramm nach oben, doch Energie, Fitness und der Genuss beim Essen steigen enorm.

Gewichtsschwankungen können viele Ursachen haben; so kann zum Beispiel Stress oder Schlafmangel das Gewicht stark beeinflussen. Während es beim einen zu Gewichtsverlust kommt, scheint der andere jede einzelne Kalorie abzuspeichern und nimmt zu. Auch Änderungen im Tanztraining – ein anderer Tanztrainer, eine höhere Leistungsstufe, eine ungewohnte Tanztechnik – haben ihre Auswirkungen. Dabei ist es oft gar nicht das Gewicht, sondern der Umbau der Muskulatur, der ins Auge fällt und möglicherweise als Gewichtsveränderung fehlinterpretiert wird. Besonders einschneidend sind Gewichtsveränderungen während der Pubertät. Wenn die Körper der jungen Tänzer reifen, sind Veränderungen der Proportionen, der Figur und der Körperzusammensetzung an der Tagesordnung. Hier ist besondere Sorgsamkeit gefragt, denn leicht werden die natürlichen Veränderungen als „zu dick werden" missinterpretiert. Beobachten und Abwarten ist meist die beste Lösung, denn mit etwas Geduld reguliert der Körper die Veränderungen von selbst.

Gewichtsschwankungen von bis zu 2 kg im Monat sind bei Tänzerinnen normal. Sie entstehen durch Wassereinlagerungen im Zusammenhang mit der Menstruation und regulieren sich von selbst.

Tanzen beeinflusst das Gewicht

Regelmäßiges Tanzen hat nicht nur Einfluss auf die Figur und Körperzusammensetzung, sondern auch auf das Gewicht. Wenn die Trainingsbelastung steigt, geht das jedoch nicht automatisch mit einem

Glykogen im Muskel speichert Wasser. Wird durch Training Muskel aufgebaut, kann dies zu Gewichtszunahme führen.

Gewichtsverlust einher. Das trainingsbedingte Muskelwachstum kann das Körpergewicht in die Höhe schrauben. Die bessere Energieversorgung des Muskels tut das Ihrige dazu: Gleichzeitig mit Glykogen, dem Kohlenhydratspeicher (s. Kap. 1, S. 26f.), wird Wasser in die Muskeln eingelagert, je Gramm Glykogen das Dreifache an Wasser. Das kann für eine Gewichtszunahme sorgen. Erst wenn sich mit der Zeit die Körperzusammensetzung ändert und der Anteil an Körperfett zugunsten von Muskulatur schwindet, macht sich das auch auf der Waage bemerkbar. Doch das kann, je nach Stoffwechsel und Konstitution, mehrere Wochen bis Monate dauern.

Wie schnell bauen sich Muskeln auf?

Muskelaufbau ist immer ein Zusammenspiel von Training *und* Ernährung. Denn nur gemeinsam mit einer eiweißreichen Ernährung sorgt ein gezieltes Training für ein Mehr an Muskulatur. Da der Eiweißstoffwechsel im Allgemeinen langsam ist, kann es einige Wochen dauern, bis eine Veränderung sichtbar wird. Prinzipiell muss man, um Muskeln aufzubauen, mehr Kalorien zu sich nehmen, als man verbrennt, idealerweise in Form von hochwertigen, eiweißreichen Lebensmitteln.

Kann man Muskeln gezielt verkleinern?

Bekommt der Körper weniger Kalorien, als er für seinen Gesamtumsatz benötigt, geht es an die Körperreserven. Dann nimmt die Muskelmasse ab, jedoch ganz allgemein am ganzen Körper, nicht unbedingt im gewünschten Bereich. Gezielte Veränderungen der Muskulatur sind nur mit Muskeltraining zu erreichen: Werden die Antagonisten, die „Gegenspieler", und die Synergisten, die „Unterstützer", des entsprechenden Muskels gestärkt, wird die Muskelarbeit ökonomischer. Damit verkleinert sich der Muskel. So kann beispielsweise ein gezieltes Training der Hüftbeuger sowie der tiefen Außenrotatoren der Hüfte einem übermäßigen Aufbau des großen Gesäßmuskels entgegenwirken.

Kann man unerwünschte Fettpolster loswerden?

Tanztraining ändert die Körperzusammensetzung. Doch zur gezielten Fettverbrennung ist Tanzen nur bedingt geeignet, denn es fordert besonders das anaerobe System (s. Kap 1, S. 16) und spart damit die Fettreserven aus. Zudem ist die Fettverteilung im Körper genetisch festgelegt.

Welche Fettpolster bevorzugt an- oder abgebaut werden, steht in unseren Genen und ist durch Ernährung allein nicht zu beeinflussen.

Tanzen beeinflusst die Ernährung

Auf intensives Tanzen reagiert jeder verschieden. Der eine bekommt nach dem Training keinen Bissen herunter, der andere hat Heißhunger auf Schokolade, der dritte stellt seinen Speiseplan komplett um. Körperliches Training kann die Ernährungsgewohnheiten auf den Kopf stellen, man bekommt Appetit auf andere Nahrungsmittel, andere Kombinationen und andere Mengen.

Mehr Hunger

Steigt das Trainingspensum, erhöht sich der Energiebedarf. Das kann den Appetit anregen. Hat man nach dem Training oder tagsüber zwischendurch immer wieder Heißhunger auf Süßes, Fettes oder Salziges auf, ist dies meist ein Zeichen für eine unausgewogene Ernährung. Dann wird entweder zu wenig gegessen, sodass es zwischendrin zu „Energielöchern" kommt, die rasch aufgefüllt werden müssen, oder der Speiseplan bietet nicht das Richtige. Wird der durchs Tanzen erhöhte Energiebedarf anstelle von nährstoffreichen Lebensmitteln mit viel Zucker, Fett oder „leeren Kalorien" gedeckt, fordert der Körper raschen Nachschub. Hunger, Essensfrequenz und Nahrungsmenge steigen. Auch ein ungünstiges Essenstiming über den Tag kann Heißhungerattacken hervorrufen. Dann gilt es, für ein besseres Timing der Mahlzeiten zu sorgen (s. Kap. 4, S. 85ff.): am besten den Tag mit einem gesunden Frühstück beginnen und ausreichend kleine Snacks für zwischendurch bereithalten. Man sollte auch auf eine gute Verteilung der Hauptnährstoffe achten (s. Kap. 3, S. 56). Manche Tänzer brauchen mehr Kohlenhydrate, andere mehr Protein oder Fett, um satt zu werden.

> **TIPP**
>
> Regelmäßiges Tanzen kann Ihre Vorlieben und Ihren Appetit verändern. Achten Sie auf die Zeichen Ihres Körpers.

Weniger Hunger

In den kleinen Pausen zwischen den Trainingszeiten oder direkt nach dem Training zu essen, das ist für einige Tänzer nicht vorstellbar.

Durch die Anstrengung läuft ihr Verdauungssystem auf Sparflamme, sie spüren weder Appetit noch Hunger. Je intensiver und länger das Training, desto eher geht das Hungergefühl verloren – dann ist es sinnvoll, sich Zeit zu lassen, bis der Hunger kommt. Doch Achtung bei zu langen Essenspausen: Die Vergrößerung der Glykogenspeicher im Muskel ist an ein enges Zeitfenster nach Trainingsende gebunden (s. Kap. 1, S. 26f.). Wird dies nicht genutzt, gehen dem Körper hilfreiche Methoden zur Regeneration und Leistungssteigerung verloren. Ist der Appetit auch über den Tag deutlich reduziert, läuft man Gefahr, dem Körper zu wenige Kalorien zuzuführen. Dann sollte man bewusst auf das Hungergefühl achten und sich die Essensplanung genauer ansehen.

Neue Situation – veränderte Ernährung

Veränderungen sind häufig in einem Tänzerleben. Schon mit Beginn der Ausbildung geht oft ein Ortswechsel einher, man muss sich an eine neue Stadt, neue Umgebung oder sogar ein neues Land gewöhnen. Das

TIPPS

- ✔ Geben Sie Ihrem Stoffwechsel Zeit; es kann mehrere Monate dauern, bis er sich an eine neue Situation gewöhnt. Gewichtsschwankungen sind in dieser Zeit nicht ungewöhnlich.
- ✔ Finden Sie Ihren eigenen Essensrhythmus in Abstimmung auf das Training.
- ✔ Denken Sie daran, dass Sie nun vielleicht intensiver trainieren und dafür mehr Energie benötigen (s. Kap. 6, S. 113f.).
- ✔ Entwickeln Sie Ihren eigenen Geschmack: Nutzen Sie Kochbücher, das Internet, Empfehlungen von Familie und Freunden, um neue Rezeptideen zu finden und Ihr Repertoire zu erweitern.
- ✔ Achten Sie beim Essen im Internat oder in der Kantine auf Qualität und Quantität. Gewichtsveränderungen können sowohl durch die Inhaltsstoffe als auch die Portionsgrößen bedingt sein (s. Abb. 3.2, S. 76f.).

wird im späteren Berufsleben nicht anders: Die meisten Stellenwechsel fordern einen Neuanfang in fremder Umgebung. Dass dabei die Ernährungsgewohnheiten durcheinandergeraten und es zu Völlegefühl, Verdauungsproblemen oder Gewichtsänderungen kommen kann, kennt mancher schon aus dem Urlaub. Eine ungewohnte Umgebung kann den Körper stressen und die Systeme durcheinander bringen, beim einen mehr, beim anderen weniger …

Der Start in die Ausbildung

Veränderte Trainingszeiten, höhere Trainingsintensität, ein fremder Trainingsrhythmus – das allein fordert den Körper und bringt die Gewohnheiten durcheinander. Kommt dann noch der Auszug aus dem Elternhaus dazu, ist man plötzlich als Selbstversorger allein für sein Essen zuständig oder muss sich mit den vorgegebenen Mahlzeiten und festen Essenszeiten im Internat oder in der Kantine arrangieren, sind dies Stressoren, die das Gewicht empfindlich aus der Bahn bringen können.

Anderes Land – andere Lebensmittel

In einem fremden Land sind gewohnte Lebensmittel oft nicht oder nur schwer erhältlich. Neue, unbekannte Nahrungsmittel und ungewohnte Gewürze können das Verdauungssystem durcheinanderbringen und damit auch das Gewicht beeinflussen. Sprachschwierigkeiten und eine fremde Umgebung machen die Suche nach vertrauten Nahrungsmitteln doppelt schwer.

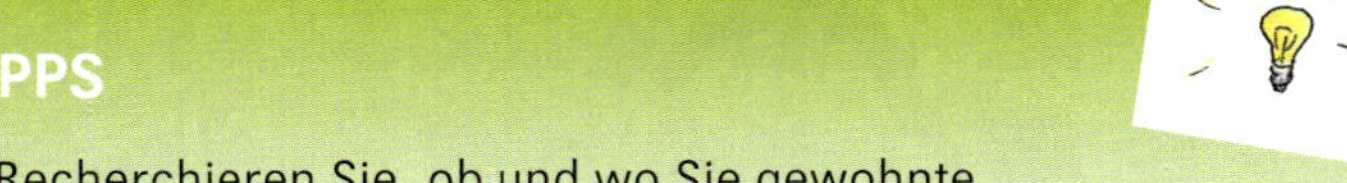

TIPPS

- ✔ Recherchieren Sie, ob und wo Sie gewohnte Lebensmittel auch am neuen Ort besorgen können.
- ✔ Beginnen Sie Bekanntes und Bewährtes allmählich mit lokalen Lebensmitteln zu vermischen. Achten Sie dabei auf die Reaktionen Ihres Körpers. Ungewohnte Lebensmittel in großen Mengen können zu Irritationen des Verdauungssystems bis hin zu Unverträglichkeiten führen.
- ✔ Planen Sie bewusst Ihre Lebensmitteleinkäufe und übersetzen Sie die Namen der gewünschten Lebensmittel in die Landessprache.

Trainingspause und Ferien

Bei längerer Trainingspause wie beispielsweise in den Ferien sind Gewichtsveränderungen an der Tagesordnung. Das intensive Training fällt weg, der Tagesrhythmus ist verändert, man ist entspannter, weniger unter Stress, „gechillt". Geht die Trainingspause mit einem Besuch zu Hause einher, kommt hier das gewohnte Essen auf den Tisch. Das hat viel mit Geborgenheit und Verwöhnung durch die Familie zu tun. Geselligkeit und Entspannung stehen an erster Stelle – auch das kann zu Gewichtsveränderungen führen.

TIPPS

- ✔ Eine leichte Gewichtszunahme in den Ferien ist kein Grund zur Sorge. Im Gegenteil: Der Regeneration Ihres Körpers tun ein paar Kalorien mehr oft gut.
- ✔ Fällt das Training weg oder wird das Trainingspensum reduziert, sinkt Ihr Gesamtumsatz (s. S. 113f.). Längerfristig sollten Sie die Ernährung entsprechend anpassen.

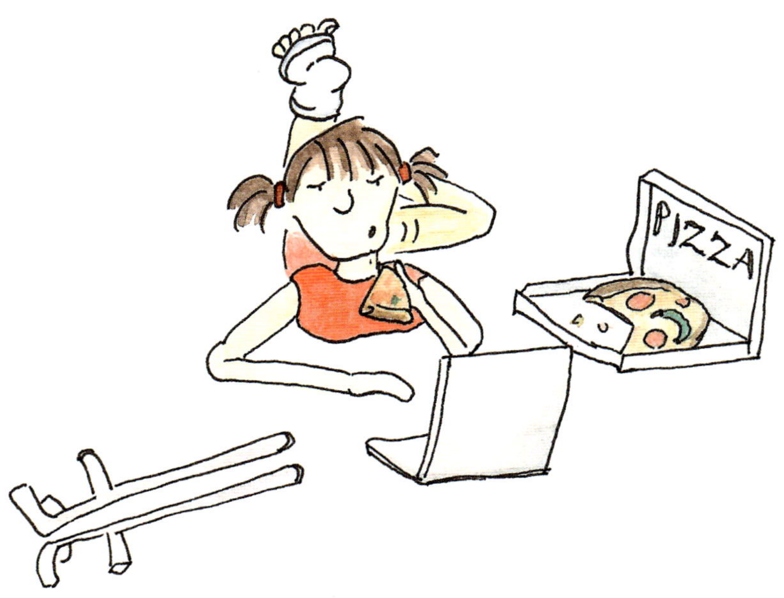

Verletzung: erzwungene Trainingspause

In Verletzungsphasen gilt es, die Balance zu halten zwischen zwei sehr unterschiedlichen Anforderungen: Einerseits fällt das gewohnte Training plötzlich weg und damit sinkt der Gesamtenergiebedarf, andererseits benötigt der Körper Bau- und Nährstoffe – allen voran Eiweiß und Antioxidantien –, um die verletzten Strukturen schnellstmöglich wieder aufzubauen. Hier kann eine gezielte Ernährungsberatung hilfreich sein.

TIPPS

- ✔ Soweit es die Verletzung erlaubt, halten Sie mit einem leichten, angepassten Training den Körper fit und den Stoffwechsel aktiv.
- ✔ Achten Sie auf ausreichende Eiweißzufuhr! Mehrere Portionen Eiweiß pro Tag unterstützen den Aufbau der Körpergewebe.
- ✔ Antioxidantien und qualitativ hochwertige ungesättigte Fettsäuren halten Schadstoffe in Schach und unterstützen die Regeneration (s. Abb. 1.5, S. 36).
- ✔ Bei Knochenverletzungen fördern eine calciumreiche Ernährung und ein Aufenthalt im Freien zur Vitamin-D-Bildung die Knochenheilung (s. S. 120f.).
- ✔ Achten Sie auf einen ausgewogenen Flüssigkeitshaushalt! Das sorgt für gute Durchblutung sowie einen raschen Abtransport der Schadstoffe und unterstützt den Heilungsprozess.

Diäten auf dem Prüfstand

Diäten assoziieren die meisten mit rascher Gewichtsabnahme und schlanker Figur innerhalb nur weniger Wochen; die Werbung verspricht leckere Rezepte und Kalorienreduktion ganz ohne Hungern. Nicht nur bei Tänzern liegen Diäten im Trend. 90 % aller Frauen in Deutschland wollen abnehmen, zwei Drittel sind mit ihrer Figur nicht zufrieden, die Hälfte der Jugendlichen unter 18 Jahren hat bereits Erfahrung mit Diäten. Diäten gibt es wie Sand am Meer und oft geben sie gänzlich widersprüchliche Empfehlungen – von Blutgruppendiät über Schalttage mit

Obst und Gemüse oder Entschlacken mit Sauerkrautsaft: Die langfristigen Ergebnisse der meisten Diäten sind enttäuschend, eine objektive, wissenschaftlich fundierte Beurteilung gibt es selten.

Viele Diäten arbeiten mit besonderen Produkten, gezielten Nahrungsmittelkombinationen oder Rezeptvorgaben, empfehlen mehr oder weniger strikte Essenszeiten. Das ist aufwendig und fordert Zeit: Nicht nur das Besorgen und Vorbereiten, auch das Essen selbst muss entsprechend der Diätvorgaben in den Tagesablauf integriert werden. Doch strikte Ernährung nach Plan lenkt die Aufmerksamkeit weg von den eigenen Bedürfnissen, lässt wichtige Körpersignale leicht überhören. Anstelle einer individuellen Veränderung der Ernährung steht „Essen von der Stange". Das kann nur selten funktionieren.

Streng genommen steht der Begriff „Diät" nicht für einen raschen Gewichtsverlust, sondern umfasst eine Vielfalt ganz unterschiedlicher Ernährungsstile. Ob aus gesundheitlichen oder weltanschaulichen Gründen, ob medizinisch empfohlen oder selbst verordnet, die Variationsbreite an Ernährungsformen ist enorm. Vegetarisch oder vegan, glutenfrei oder histaminreduziert, allen gemeinsam ist die Entscheidung für eine selektive Ernährungsform, für eine gezielte Auswahl der konsumierten Nahrungsmittel. Entscheiden sich Tänzer für einen dieser Ernährungsstile, sollten sie besonders aufmerksam sein. Denn Tanzen erfordert ein breites Repertoire an Makro- und Mikronährstoffen – nur wenn diese in ausreichenden Mengen zur Verfügung stehen, ist der Körper voll belastbar.

Schnell abnehmen – Notfallplan im Körper

„Bis zur Premiere solltest Du noch zwei Kilo abnehmen." Diese oder ähnliche Bemerkungen durch Trainer, Choreografen oder Kollegen machen Druck, viel Druck. Dann versuchen Tänzer, Gewicht zu verlieren – im Turboverfahren. Möglichst wenig essen oder komplette Mahlzeiten ausfallen lassen, das erscheint vielen schneller und einfacher, als ihr Ernährungsverhalten zu überprüfen. Von wenig trinken über exzessive Saunagänge bis hin zu Abführmitteln reichen die zusätzlich angewandten Methoden, die vor allem eines bewirken: Sie belasten das Herz-Kreislauf-System und den Verdauungstrakt und setzen den Körper in Alarmbereitschaft.

Je rigoroser die Kalorienreduktion und je ausgeprägter die Nahrungsmitteleinschränkung, desto drastischer sind die Auswirkungen für den

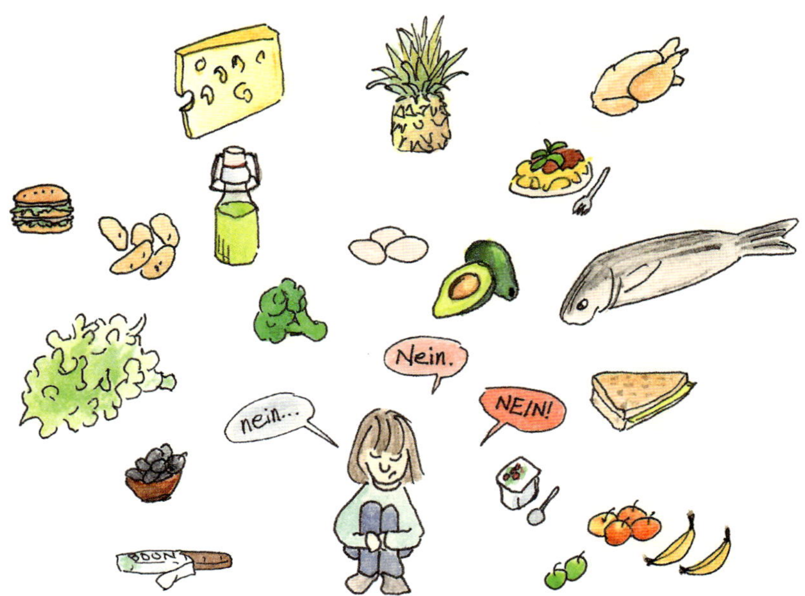

Körper. Dann gilt es, Energie zu sparen; der Stoffwechsel wird heruntergeschraubt und der Grundumsatz (s. S. 112f.) sinkt. Gleichzeitig werden die körpereigenen Energiereserven mobilisiert, dabei steht die Leerung der Glykogenspeicher als erstes auf dem Programm. Das macht sich auf der Waage rasch bemerkbar. Doch Grund für die schnelle Gewichtsabnahme ist nicht der erhoffte Abbau von Körperfett. Gleichzeitig mit dem Glykogen wird das im Muskel gespeicherte Wasser freigesetzt; der Körper verliert Flüssigkeit. Sind die Glykogenspeicher geleert, fällt die Leistung in den Keller; die Muskeln werden müde und schwer, die Koordination leidet. Der Körper greift auf weitere Energiereserven zurück: Fett und Eiweiß. Da der Fettabbau jedoch nur langsam in Schwung kommt, wird in der Not das eigene Körpereiweiß angegriffen; der Eiweißabbau lässt die Muskeln schwinden und die Leistungsfähigkeit noch weiter sinken. Zur Premiere ist dann zwar möglicherweise das Traumgewicht

„Low-Carb-Diät“:

Eine drastische Reduktion der Kohlenhydrate sollte man sich als Tänzer genau überlegen. Denn Kohlenhydrate sind die wichtigste Energiequelle für Muskelarbeit und unterstützen zudem den Abbau der Fettreserven. Wichtig zu wissen: Es sind nicht die Kohlenhydrate, die das Gewicht in die Höhe treiben, sondern ein Übermaß an Kalorien, egal in welcher Form!

„Low-Fat-Diät":

Ist der Fettanteil in der Nahrung gering, wird man schnell wieder hungrig. Low-Fat-Diäten können daher zu Heißhungerphasen führen, während derer man mehr isst als gewöhnlich. Zudem schwächt Fettmangel das Immunsystem, macht anfälliger für Infekte und verzögert die Heilung von Verletzungen (s. Kap. 1, S. 27f.).

erreicht, der Körper jedoch leidet und es fehlen Kraft und Energie für eine gute Performance.

Was passiert, wenn die Diät beendet wird, liegt auf der Hand: Rutscht man in seine bekannten Ernährungsgewohnheiten zurück, ist das Gewicht schnell wieder beim Alten. Der Körper hat sich in der Zwischenzeit dem Mangelzustand angepasst. Denn wird die Kalorienzufuhr unter den benötigten Grundumsatz gesenkt, reduziert sich dieser. Isst man dann wieder wie vorher, kommt es zum Jo-Jo-Effekt: zur Gewichtszunahme – oft sogar über das Ausgangsgewicht hinaus.

Gesund abnehmen – so kann es funktionieren

Abends kohlenhydratarm zu essen, kann das Gewicht reduzieren. Denn Kohlenhydrate stimulieren die Insulinausschüttung und Insulin hemmt die Fettverbrennung. Fällt der Kohlenhydratschub am Abend weg, kann der Körper die Nacht zur Fettverbrennung nutzen. Doch Vorsicht: Wenn die Stimmung am Abend auf den Nullpunkt sinkt und man Heißhunger auf Zucker bekommt, macht die Kohlenhydratreduktion wenig Sinn.

Wenn man mit seinem Gewicht unzufrieden ist, wenn sich die Figur ändert oder man ungewollt zunimmt, hilft keine kurzfristige Turbodiät. Besser ist es, genauer hinzusehen, denn es gibt verschiedene Stellschrauben, an denen gedreht werden kann: Die Bewegung im Alltag, das Tanztraining, zusätzliches Ausdauertraining und die Ernährung sind gleichermaßen beteiligt an einer langfristigen und gesunden Gewichtsreduktion. Alte Essgewohnheiten abzulegen und frischen Wind in die Ernährung zu bringen, ist kein einfaches Unterfangen. Das Essverhalten lässt sich nicht einfach von heute auf morgen umstellen. Geduld ist gefragt, wenn langsam – Schritt für Schritt – ein fremder Geschmack, neue Nahrungsmittel und andere Essenszeiten ausprobiert werden.

Dabei ist das Timing besonders wichtig: Eine Ernährungsumstellung sollte nie in Zeiten der Hochbelastung stattfinden, weder kurz vor einer

Prüfung, Vorstellung oder Audition noch bei besonderem psychischem Stress oder Schlafmangel. Idealerweise holt man sich Unterstützung: Ein Ernährungsprotokoll mit Analyse durch den Ernährungsexperten und die Erstellung eines individuellen Ernährungsplans sind nützliche Hilfestellungen für eine langfristige Ernährungsumstellung. Auch die Selbstbeobachtung ist gefragt: Der Energielevel, das Schlafverhalten, die Stimmung und natürlich das Hungergefühl und der Appetit sind wichtige Indikatoren auf dem Weg zu einer individuellen, optimierten Ernährung.

Diäten können Vorläufer und „Einstiegsdrogen" für ein gestörtes Essverhalten oder eine Essstörung sein.

TIPPS

- ✔ Achten Sie darauf, nicht zu wenig zu essen, denn sonst sinkt der Grundumsatz und das macht das Abnehmen noch schwerer. Gesundes Abnehmen bedeutet einen Gewichtsverlust von höchstens 500 g pro Woche! Das entspricht ca. 500 kcal oder maximal 20 % Ihres Gesamtumsatzes pro Tag. Lassen Sie die tägliche Kalorienzufuhr nicht unter Ihren Grundumsatz abrutschen.
- ✔ Passen Sie die Größe der Mahlzeiten den Trainingsschwerpunkten an und verändern Sie entsprechend die Verteilung der Makronährstoffe. Doch Achtung: Jeder Makronährstoff erfüllt wichtige Aufgaben. Sie sollten daher Kohlenhydrate, Fett oder Eiweiß niemals komplett aus dem Menüplan streichen.
- ✔ „Leere Kalorien" sollten Sie möglichst meiden (s. Kap. 3, S. 59). Zahlreiche Lebensmittel sind stark verarbeitet – sie liefern hauptsächlich Kalorien und kaum Vitamine, Mineralstoffe oder sekundäre Pflanzenstoffe.
- ✔ Ersetzten Sie Knabbereien durch Obst und Gemüse, denn Obst und Gemüse regen die Verdauung an und versorgen Ihren Körper mit wichtigen Antioxidantien.
- ✔ Essen Sie tagsüber ausreichend und reduzieren Sie die Menge am Abend. Doch Achtung: Wenn Sie tagsüber kaum zum Essen kommen, sollte das Abendessen als wichtige Hauptmahlzeit nicht gestrichen werden.

Essstörungen – Wachsamkeit ist gefragt

Wenn Essen seine Unbeschwertheit verliert, wenn viel Zeit dafür aufgewendet wird, über Essen, Gewicht und Figur nachzudenken, sollte man hellhörig werden – bei sich selbst und anderen. Bestimmt Essen das Leben, kann dies ein Anzeichen für Essstörungen sein. Der Tagesablauf, die Gefühle, die Entscheidungen – alles hängt scheinbar vom Essen bzw. Nichtessen ab. Glück oder Unglück sind untrennbar mit der Figur verbunden und das Gewicht wird verantwortlich dafür gemacht, ob man sich gut oder schlecht fühlt. Selbst das Tanztraining dient dann weniger zur Verbesserung der Tanztechnik als zur Gewichtsabnahme und Fettverbrennung.

Die Zahlen sind erschreckend: Etwa ein Drittel der professionellen Tänzer hat einen Body-Mass-Index unter 17 kg / m^2, über die Hälfte der Tänzerinnen haben keine regelmäßige Monatsblutung, zwei Drittel machen sich Sorgen ums Gewicht. Fast die Hälfte der Tanzstudenten und professionellen Tänzer zeigen aktuell oder in der Vergangenheit ein gestörtes Essverhalten, mehr als 10 % leiden unter einer Essstörung – das ist deutlich mehr als in der Normalbevölkerung –, dabei sind Frauen häufiger betroffen als Männer.

Wer nicht ständig über das Essen nachdenkt, sich in seiner Haut wohlfühlt und genießen kann, ist wenig gefährdet, eine Essstörung zu entwickeln.

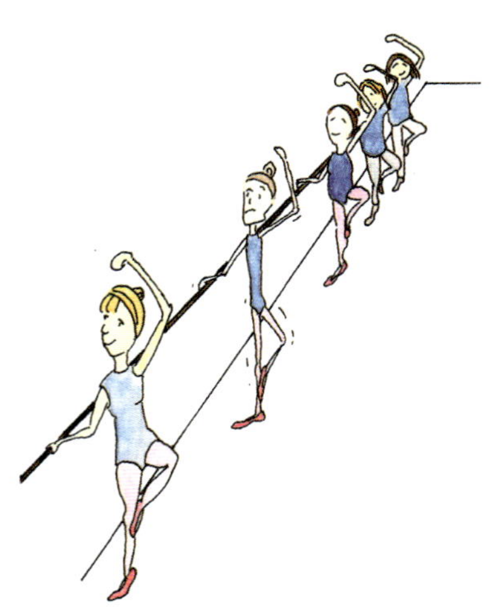

Der hohe Anspruch an die Körperperfektion setzt Tänzerinnen meist mehr unter Druck als ihre männlichen Kollegen. Die Konkurrenz unter Frauen ist deutlich größer, die körperlichen Veränderungen besonders während der Pubertät sind ausgeprägter. Während junge Tänzer vom Muskelwachstum und ihrer zunehmenden Männlichkeit profitieren, sind die ungewohnten weiblichen Formen bei jungen Tänzerinnen oft wenig erwünscht; die Unzufriedenheit mit dem eigenen Körper wächst. Kommt dann noch der Druck von außen hinzu, versuchen manche durch Veränderungen ihres Essverhaltens oder Nahrungsreduktion die Kontrolle über ihre Figur zu gewinnen. Das kann gefährlich werden, denn gerade in der Zeit der Pubertät ist die Gefahr, eine Essstörung zu entwickeln, am größten.

Von „gestörtem Essverhalten" spricht man, wenn die Betroffenen beginnen, sich stark mit ihrem Gewicht und ihrer Ernährung zu befassen. Information und Aufklärung zur gesunden Ernährung können hier helfen, einen Weg zurück zum genussvollen und intuitiven Essen zu finden. Doch Achtung: Ein gestörtes Essverhalten kann auch der Einstieg in eine Essstörung sein!

Die gesundheitlichen Folgen einer Essstörung sind gravierend. Neben den psychischen Veränderungen stellt vor allem der Mangel an Energie-, Bau- und Nährstoffen eine enorme Belastung für den Körper dar. Alle Stoffwechselvorgänge laufen in reduzierter Form ab, der Körper schaltet auf Abbau, die Energie geht gegen Null, die Leistung sinkt. Selbst nach erfolgreicher Therapie sind die gesundheitlichen Folgen für den Körper oft auch Jahre später noch belastend.

Ursachen, Risikofaktoren, Auslöser

Viele Faktoren kommen zusammen, wenn ein Tänzer eine Essstörung entwickelt: Ein extrem schlankes Schönheitsideal, hoher Perfektionsanspruch, ein geringes Selbstwertgefühl und Spannungen im sozialen Umfeld – das sind nur einige der Gründe, warum Betroffene beginnen ihren Körper abzulehnen, warum Essen nicht mehr der Gesundheit, sondern der Manipulation und Selbstkontrolle dient.

Ein schlanker, wohlproportionierter Körper – in vielen Köpfen ist dieses Idealbild des Tänzers verankert. Oft wird Schlanksein gleichgesetzt mit Attraktivität, Glück, Erfolg und auch mit perfekter Tanztechnik. Der Vergleich mit Vorbildern, mit den Mittänzern sowie die ständige Eigenkontrolle im Spiegel machen es nicht leicht, mit dem eigenen Körper zufrieden zu sein. Besonders junge Tänzerinnen setzen dann auf unterschiedliche Diäten – bis hin zum kompletten

Essstörungen beginnen im Kopf! Selbst viele sehr schlanke Tänzer fühlen sich zu dick oder haben Angst davor, dick zu werden.

Nahrungsverzicht –, um ihrem Idealbild näher zu kommen. Das kann gründlich schiefgehen, denn die ständige Beschäftigung mit dem Essen kann sich verselbstständigen: Es wird immer mehr kontrolliert und reduziert, Essen verliert seine Natürlichkeit.

Bemerkungen zu Körper und Figur, etwa Kritik durch Lehrer, Choreografen oder Kollegen, können zu weichenstellenden Triggern werden. „Dein Po ist zu dick" wird oft übersetzt mit „Dein Körper passt nicht – du passt nicht". Solche Gedanken können das Bedürfnis nach Gewichtskontrolle, nach „Beherrschung des eigenen Körpers" verstärken. „Wenn ich schon meine Tanztechnik nicht in dem Maße verbessern kann, wie ich es wünsche, dann habe ich wenigstens Kontrolle über mein Gewicht und meinen Körper." So wird der Tänzer dünner und dünner …

Heute ist bekannt, dass neben äußeren Faktoren auch eine genetische Veranlagung an der Entstehung einer Essstörung beteiligt ist. Eine Schlüsselrolle spielt zudem die Persönlichkeit, das eigene Temperament. Menschen mit einer Essstörung sind oft sehr ehrgeizig, perfektionistisch, zäh und beharrlich, sie leisten viel und wollen immer die Besten sein; Eigenschaften, die im Tanz durchaus Anerkennung finden und die durch Tanztraining weiter gefördert werden.

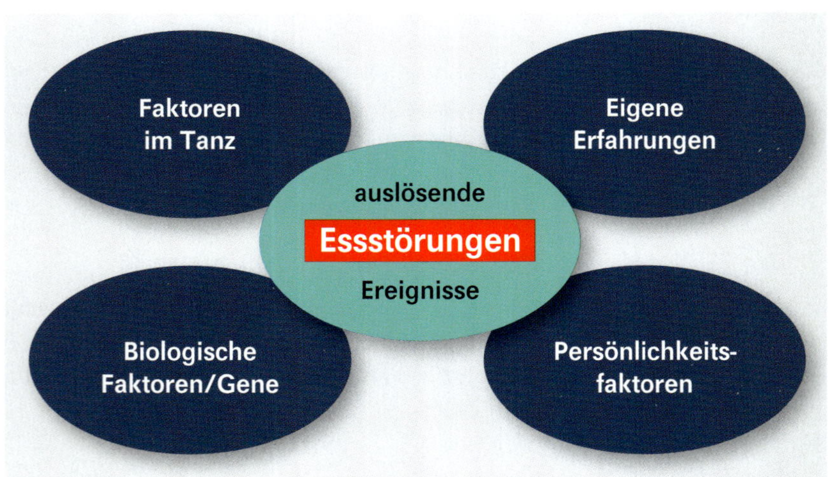

Abb. 6.4: Viele Faktoren sind an der Entwicklung einer Essstörung bei Tänzern beteiligt.

Modell modifiziert nach Wunderer / Schnebel, 2008.

Die Frage liegt auf der Hand: Rührt die hohe Zahl an Essstörungen unter Tänzern daher, dass sich besonders viele Menschen mit Risikofaktoren für die Entwicklung einer Essstörung zum Tanz hingezogen fühlen oder schafft die Tanzwelt zusätzliche Stressoren, die die Entwicklung einer Essstörung begünstigen? Eine Frage, der man zum Wohl der Tänzer weiter nachgehen sollte.

Noch normal? – Warnsignale einer Essstörung

Essstörungen entstehen nicht von heute auf morgen. Sie entwickeln sich oft schleichend und die Übergänge von einem auffälligen Essverhalten hin zur Essstörung sind fließend. Das Wichtigste ist: nicht wegschauen! Essstörungen können lebensbedrohlich sein, je früher sie erkannt werden und professionelle Hilfe gesucht wird, desto besser.

Tab. 6.8: Folgende Warnsignale können auf eine Essstörung hinweisen

Essverhalten
• sehr wenig essen
• Liste von „verbotenen" Nahrungsmitteln, häufige Diäten
• sehr langsames Essen und Zerkleinern von Essen
• häufiges Kaugummikauen
• Einnahme von Nahrungsergänzungsmitteln, Abführmitteln oder Appetitzüglern
• rauchen, um den Hunger zu stillen
• essen mit anderen vermeiden
• nach den Mahlzeiten zurückziehen
• andere zum Essen animieren, aber selbst nichts essen
• häufiger Gang zur Toilette
Im Training
• kein Spaß am Tanzen
• wenig Energie, Müdigkeit (leerer Blick)
• verminderte Leistungsfähigkeit und Konzentrationsstörungen
• Orientierungsschwierigkeiten und langsamere Reaktionen
• immer fleißiger als die anderen sein wollen

- extreme körperliche Aktivitäten zusätzlich zum Tanzen (Joggen, Fitnessstudio)
- zwiebelartiges Verhüllen des Körpers mit weiter Kleidung

Körperliche Hinweise

- Body-Mass-Index (BMI) < 17,5
- Ausbleiben der Menstruation
- häufige Verletzungen (Achtung: Stressfrakturen, s. S. 121)
- häufiges Frieren
- bläuliche Hände und Füße
- Kreislaufstörungen und Schwindel
- Herzrhythmusstörungen
- Bauchschmerzen und Verdauungsprobleme
- trockene Haut
- Haarausfall

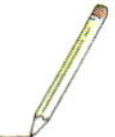

Bin ich selbst gefährdet?

Je mehr der angeführten Aussagen Sie mit Ja beantworten, desto größer ist die Gefahr einer Essstörung:

Aussage		
Ich denke fast nur noch ans Essen, an meine Figur und an mein Gewicht.	❑ Ja	❑ Nein
Ich habe das Gefühl, dass die meisten um mich herum dünner sind.	❑ Ja	❑ Nein
Ich kenne den Kaloriengehalt fast aller Gerichte und Getränke.	❑ Ja	❑ Nein
Was und wie viel ich esse, ist eine der wenigen Sachen, die ich selbst bestimme.	❑ Ja	❑ Nein
Ich habe ständig Angst, zu viel zu essen und zu dick zu werden.	❑ Ja	❑ Nein
Mein wichtigstes Ziel ist die perfekte Figur.	❑ Ja	❑ Nein
Ich bin überzeugt, wenn ich schlank bin, werde ich auch glücklich sein.	❑ Ja	❑ Nein

Mein Körpergewicht bestimmt, ob ich mich gut fühle.	❑ Ja	❑ Nein
Ich verspüre kein Hungergefühl.	❑ Ja	❑ Nein
Wenn ich satt bin, fühle ich mich schlecht.	❑ Ja	❑ Nein
Mit dem Essen verbinde ich Angst und Schuldgefühle.	❑ Ja	❑ Nein
Nach dem Essen übergebe ich mich.	❑ Ja	❑ Nein
Es ist mir unangenehm, in Gesellschaft zu essen.	❑ Ja	❑ Nein
Ich bin oft traurig und habe Angst, dass ich aus diesem Gefühl keinen Ausweg finde.	❑ Ja	❑ Nein
Ich habe das Gefühl, immer hohe Ansprüche erfüllen zu müssen.	❑ Ja	❑ Nein

Modifiziert nach Mikyskova, 2013.

Formen von Essstörungen

Keine Form von Essstörung ist mit einer gesunden Tanzkarriere vereinbar. Essstörungen können zu massiven Gesundheitsproblemen führen und sogar lebensgefährlich werden. Die Einteilung der Essstörungen dient zur besseren Übersicht, doch die Übergänge dazwischen sind fließend.

Magersucht im Leistungssport – Anorexia athletica

Die Anorexia athletica gilt als Sonderform des restriktiven Essverhaltens bei ästhetischen und gewichtsorientierten Sportarten – also auch im Tanz. Die Gewichtsreduktion erfolgt mit dem Ziel, die körperliche Leistung beziehungsweise die Chancen auf dem Tanzarbeitsmarkt oder in der Ausbildung zu verbessern. Trotz des geringen Gewichts wird dabei die Leistungsfähigkeit gehalten oder nimmt sogar zu. Doch Achtung: Anorexia athletica ist eine Gratwanderung zwischen eingeschränkter Ernährung und Essstörung. Trainer und Eltern sollten daher besonders wachsam auf mögliche Zeichen achten, die eine Entgleisung in Richtung Essstörung anzeigen könnten.

Krankhaftes Gesundernähren – Orthorexia nervosa:

Die Betroffenen teilen Lebensmittel streng in „gut" und „schlecht" ein. Es werden nur „gesunde" Lebensmittel konsumiert und „ungesundes" Essen strikt gemieden. Auswärts zu essen gestaltet sich sehr kompliziert, soziale Isolation ist häufig. Oft besteht ein hoher Missionierungseifer, andere von der eigenen „gesunden" Ernährung zu überzeugen.

Magersucht – Anorexia nervosa

Typisches Kennzeichen der Magersucht ist der starke Gewichtsverlust, den die Betroffenen selbst herbeiführen. Der Begriff Anorexie leitet sich vom griechischen Wort „anorektein" ab, was so viel heißt wie „ohne Appetit sein". Doch die Betroffenen leiden nicht an Appetitlosigkeit, vielmehr unterdrücken sie ihren Appetit. Magersüchtige Tänzerinnen und Tänzer wiegen für ihr Alter zu wenig oder nehmen – obwohl sie älter und größer werden – nicht ausreichend zu. Ihr Körperfettgehalt sinkt (s. S. 117ff.), oft treten einzelne Knochen und Sehnen deutlich hervor, was von den Betroffenen als Erfolg eingestuft wird. Die Erkrankung tritt vorwiegend im Jugendalter auf, bei Tänzern etwa dreimal so häufig wie im Bevölkerungsdurchschnitt. Magersucht ist lebensgefährlich: 6 % aller Magersüchtigen sterben an ihrer Erkrankung!

Tab. 6.9: Kennzeichen der Magersucht

• Body-Mass-Index < 17,5 kg/m² (bei Erwachsenen) bzw. im Bereich „starkes Untergewicht" der Wachstumskurve (bei Kindern und Jugendlichen), s. S. 115ff.
• Selbst herbeigeführter Gewichtsverlust
• Krankhaft verzerrte Selbstwahrnehmung: Der eigene Körper wird trotz extremer Schlankheit als zu dick empfunden.
• Ausbleiben der Regelblutung
• Wachstumsstörungen

Ess-Brech-Sucht – Bulimia nervosa

Das Wort Bulimie leitet sich von den griechischen Worten für „Ochse", „bous", und „Hunger", „limos", ab. Die Bezeichnung Ochsenhunger bezieht sich damit auf das zentrale Merkmal der Bulimie: die Essattacken. Mehrmals pro Woche leiden die Betroffenen unter Essanfällen, in kürzester Zeit verschlingen sie sehr große Mengen an Lebensmitteln. Um die Kalorienzufuhr „rückgängig" zu machen und nicht zuzunehmen, wird im Anschluss erbrochen oder mit Abführmitteln gegengesteuert. Viel Zeit und Geld investieren Betroffene in die Besorgung ausreichender Lebensmittel für die Essattacken; Essanfälle und Gegenmaßnahmen müssen in aller Heimlichkeit stattfinden, das führt zur Isolation. Im Gegensatz zu Magersüchtigen sind Bulimiker seltener untergewichtig. Das macht es doppelt schwer, die Essstörung zu erkennen. Die meisten Erkrankungen treten zwischen dem 18. und 25. Lebensjahr auf, die Erkrankungshäufigkeit bei Tänzern wird auf bis zu 10 % geschätzt.

Tab. 6.10: Kennzeichen der Ess-Brech-Sucht

• Ständige Beschäftigung mit Essen. Regelmäßig kommt es zu Essattacken, bei denen große Mengen Nahrung in sehr kurzer Zeit gegessen werden.
• Als Gegenmaßnahmen zur hohen Kalorienzufuhr werden selbst herbeigeführtes Erbrechen, Abführmittel, Appetitzügler sowie Medikamente eingesetzt.
• Krankhafte Furcht, dick zu werden, und eine scharf definierte, sehr niedrige Gewichtsgrenze

Wenn der Verdacht besteht – Umgang mit Essstörungen

Bei Gewichtsverlust sind Tanzlehrer oder Kollegen oft die Ersten, die erkennen, dass der Tänzer dünner und dünner wird. Wichtig ist es, dabei nicht lange zuzusehen, sondern rasch den ersten Schritt zu machen. Eine Essstörung ist keine „schlechte Phase im Leben", sondern eine Krankheit, die tödlich enden kann. Sie ist nicht mit Ernährungstipps in den Griff zu bekommen, sondern bedarf einer professionellen therapeutischen Behandlung.

Je früher die Behandlung beginnt, desto besser sind die Chancen auf Heilung!

TIPPS

- ✔ Informieren Sie sich über Anlauf- und Beratungsstellen, deren Kontakt Sie weitervermitteln können (s. S. 161).
- ✔ Um sicher zu gehen, dass die eigenen Vermutungen und Einschätzungen richtig sind, empfiehlt sich der Austausch mit anderen. Holen Sie sich die Meinung Ihrer Kollegen und / oder Mittänzer ein. Das hilft, Ihre Vermutungen zu untermauern.
- ✔ Erhärtet sich der Verdacht, sollte eine vertraute Person den Betroffenen unter vier Augen ansprechen. Stellen Sie keine Diagnosen und geben Sie keine gut gemeinten Ernährungstipps. Es geht nicht darum, die Rolle eines Therapeuten zu übernehmen, sondern mitzuteilen, dass Sie eine Veränderung wahrgenommen haben und sich Sorgen machen.
- ✔ Keine Angst vor der Reaktion. Es kann sein, dass der Angesprochene den Verdacht abstreitet. Wenn Sie darauf vorbereitet sind, können Sie mit der Situation besser umgehen. Folgen Sie Ihrer Intuition.
- ✔ Bieten Sie Kontaktdaten zu Beratungsstellen an. Auch wenn dies anfangs auf Ablehnung stößt, kann es dennoch der erste Schritt zur Behandlung sein.
- ✔ Nehmen Sie bei Minderjährigen Kontakt zu den Eltern auf, doch nicht ohne den Betroffenen im Vorfeld darüber zu informieren. Bieten Sie auch hier Kontaktdaten zu Beratungsstellen an.

Essstörungen vorbeugen – Hinweise für die Tanzwelt

Dass Essstörungen unter Tänzern gehäuft vorkommen, ist nicht dem Tanz allein zuzuschreiben. Dennoch gibt es Gewohnheiten und Vorgehensweisen in der Tanzwelt, die man kritisch hinterfragen sollte, denn sie können als Trigger für die Entstehung einer Essstörung wirken.

Vorbildfunktion

Ob Tanzpädagogen, Profitänzer oder ältere Tanzstudenten – Vorbilder spielen für die Entwicklung junger Tänzer eine große Rolle. Tanzpädagogen sollten sich ihrer Vorbildfunktion in Bezug auf einen gesunden

Umgang mit Figur und Gewicht bewusst sein und sich mit den folgenden Fragen konfrontieren:

- Wie stehe ich zu meinem eigenen Körper und zu meiner Figur?
- Was ist meine Vorstellung von der „Idealfigur" eines Tänzers?
- Wie denke ich über Tänzer, die nicht der „Idealfigur" entsprechen?
- Wie sehr fördere ich den Vergleich der Tänzer untereinander?
- Kommentiere ich Figur und Körpergewicht vor anderen?

Arbeit mit dem Spiegel

Das tägliche Training vor dem Spiegel fördert den kritischen Blick auf den eigenen Körper. Der Umgang mit dem Spiegel will gelernt sein; entspricht das Spiegelbild nicht den eigenen Vorstellungen, kann das frustrieren. Aus diesem Grund sollten sich Tänzer fragen:

- Setze ich den Spiegel bewusst ein?
- Wie stark nutze ich die Eigenwahrnehmung im Vergleich zur Arbeit mit dem Spiegel?

Tanztechnik bewerten, nicht die Figur

Vorsicht bei Kommentaren zu Figur und Gewicht! Ob Lob oder Kritik – jede Bemerkung kann eine empfindliche Stelle treffen und so zum Trigger für übertriebene Gewichtsreduktion und ungesundes Essverhalten werden. Unüberlegte Bemerkungen können selbst bei schlanken Tänzern die Angst auslösen, zu dick zu werden. Ein Gespräch über auffällige Veränderung von Figur und Gewicht sollte stets unter vier Augen erfolgen. Achten Sie dabei auf Ihre Wortwahl! Eine „Figurnote" in der Prüfungsbewertung ist heute nicht mehr zeitgemäß. Man sollte den Fortschritt in der Tanztechnik bewerten, nicht die Figur.

Gewichtskontrolle

Keine öffentliche Gewichtskontrolle, vor allem kein Wiegen vor der Gruppe! Besteht ein Gewichtsproblem, sollte dies in einem Vier-Augen-Gespräch thematisiert werden, um ggf. gemeinsam mit einem Ernährungsexperten konkrete Strategien zu erarbeiten. Keine Androhungen von Sanktionen bei zu hohem Gewicht wie beispielsweise der Entzug einer Rolle!

Tabuisierung aufheben

Essstörung im Tanz darf kein Tabuthema sein! Bei Verdacht auf eine Essstörung kann eine rasche Reaktion lebensrettend sein. Jede Ausbildungsschule und jede Company sollte einen eigenen Strategieplan für den Umgang mit Essstörungen erstellen.

7

Übersichtstabellen zu Nahrungsmitteln und Nährstoffen

Die folgenden Tabellen sollen helfen, ein Gefühl für die eigene Ernährung zu entwickeln, Tendenzen zu erkennen und bei Bedarf gezielt einzelne Nährstoffe durch die Wahl entsprechender Lebensmittel zuzuführen. Die Auswahl der Lebensmittel orientiert sich an den Empfehlungen im Text, die angegebenen Werte wurden der „GU-Nährwert-Kalorien-Tabelle" von Ibrahim Elmadfa u. a., 2011, entnommen.

Um die Tabellen für den Alltag anwendbar zu gestalten, werden Lebensmittel und Produkte nicht nur nach Gramm und Kilokalorien, sondern gemäß ihrer üblichen Portionsgrößen gelistet. Ausgenommen sind Produkte, die man vorrangig nach Gewicht oder in vorgefertigten Einheiten kauft (z. B. Fleisch oder Joghurt) bzw. die in sehr unterschiedlichen Mengen verzehrt werden wie Obst, Gemüse oder Kräuter. Hier erfolgt zum besseren Vergleich die Angabe pro 100 g.

Abkürzungen:
EL – Esslöffel
Hv. – Handvoll
Sb. – Scheibe
Pck. – Packung

Tab. 7.1: Kohlenhydrate

	Portion in g (Menge)	Kohlen-hydratanteil in g/Portion	Kohlen-hydratanteil in g/100g	kcal/100g
Getreide				
Reis	60 (6 EL)	47	78	349
Buchweizen	60 (6 EL)	44	73	337
Gerste	60 (6 EL)	43	71	338
Hirse	60 (6 EL)	41	69	350
Mais	60 (6 EL)	38	64	323
Dinkel	60 (6 EL)	38	63	324
Roggen	60 (6 EL)	37	61	293
Weizen	60 (6 EL)	36	60	297
Hafer	60 (6 EL)	35	59	348
Quinoa	60 (6 EL)	35	59	335
Amaranth	60 (6 EL)	34	57	370
Hülsenfrüchte				
Kichererbsen	70 (7 EL)	31	44	306
Erbsen	70 (7 EL)	29	41	271
Linsen	70 (7 EL)	29	41	270
Bohnen	70 (7 EL)	23	33	287
Tofu	100		2	85
Gemüse				
Süßkartoffel	100		24	108
Kartoffel	100		15	68
Pastinake	100		12	59
Rote Bete	100		8	41
Kürbis	100		5	25
Möhre	100		5	25
Weißkohl	100		4	25
Obst				
Banane	100		20	88
Granatapfel	100		17	74

	Portion in g (Menge)	Kohlen-hydratanteil in g/Portion	Kohlen-hydratanteil in g/100g	kcal/100g
Trauben	100		15	67
Feige	100		13	61
Kirschen	100		13	63
Birne	100		12	55
Honigmelone	100		12	54
Nektarine	100		12	53
Apfel	100		11	54
Mandarine	100		10	46
Pflaumen	100		10	49
Kiwi	100		9	50
Orange	100		8	42
Grapefruit	100		7	38

Tab. 7.2a: Pflanzliches Eiweiß

	Portion in g (Menge)	Eiweißanteil in g/Portion	Eiweißanteil in g/100g	kcal/100g
Hülsenfrüchte				
Bohnen	70 (7 EL)	18	26	287
Linsen	70 (7 EL)	17	24	270
Erbsen	70 (7 EL)	16	23	271
Kichererbsen	70 (7 EL)	13	19	306
Tofu	100	9	9	85
Getreide				
Amaranth	60 (6 EL)	9	15	370
Quinoa	60 (6 EL)	8	14	335
Hafer	60 (6 EL)	8	13	348
Dinkel	60 (6 EL)	7	12	324
Weizen	60 (6 EL)	7	11	297
Gerste	60 (6 EL)	6	10	338

	Portion in g (Menge)	Eiweißanteil in g/Portion	Eiweißanteil in g/100g	kcal/100g
Hirse	60 (6 EL)	6	10	350
Mais	60 (6 EL)	5	9	323
Roggen	60 (6 EL)	5	9	293
Buchweizen	60 (6 EL)	5	8	337
Reis	60 (6 EL)	4	7	349
Nüsse/Samen				
Erdnuss	20 (1 Hv. bzw. 2 EL)	5	25	564
Kürbiskerne	20 (1 Hv. bzw. 2 EL)	5	24	565
Leinsamen	20 (1 Hv. bzw. 2 EL)	5	24	376
Sonnen-blumenkerne	20 (1 Hv. bzw. 2 EL)	5	23	580
Pistazien	20 (1 Hv. bzw. 2 EL)	4	21	594
Mohn	20 (1 Hv. bzw. 2 EL)	4	20	477
Sesam	20 (1 Hv. bzw. 2 EL)	4	18	565
Cashewnuss	20 (1 Hv. bzw. 2 EL)	3	17	571
Walnuss	20 (1 Hv. bzw. 2 EL)	3	14	663
Gemüse				
Grünkohl	100		4	37
Rosenkohl	100		4	36
Brokkoli	100		3	26
Spinat	100		3	16
Kartoffel	100		2	68
Pilze				
Steinpilze	100		5	27
Champignons	100		3	16

Tab. 7.2b: Tierisches Eiweiß

	Portion in g (Menge)	Eiweißanteil in g/Portion	Eiweißanteil in g/100g	kcal/100g
Fleisch/Geflügel/Wild				
Putenbrust	100		24	105
Schinken	100		23	125
Reh	100		22	122
Rinderfilet	100		21	121
Huhn	100		20	166
Fisch				
Thunfisch	100		22	226
Forelle	100		20	103
Lachs	100		20	202
Makrele	100		19	182
Sardine	100		19	118
Zander	100		19	83
Hering	100		18	233
Karpfen	100		18	115
Scholle	100		17	86
Milch(-produkte)				
Mozzarella	125 (1 Kugel)	24	19	253
Emmentaler	60 (2 Sb.)	17	29	398
Schafskäse	75 ($\frac{1}{2}$ Pck.)	14	18	218
Frischkäse, körnig	50 (5 EL)	7	14	81
Quark	50 (5 EL)	7	13	109
Parmesan	20 (2 EL)	7	36	375
Schafsmilch	150 (1 Glas)	8	5	97
Ziegenmilch	150 (1 Glas)	6	4	69
Kuhmilch	150 (1 Glas)	5	3	64
Joghurt	150 (1 Becher)	5	3	64
Eier				
Hühnerei	60 (1 Stück)	4	7	81

Tab. 7.3a: Pflanzliches Fett

	Portion in g (Menge)	Fettanteil in g/Portion	Fettanteil in g/100g	kcal/100g
Nüsse/Samen				
alle Öle	20 (2 EL)	20	100	900
Pekannuss	20 (1 Hv. bzw. 2 EL)	14	72	703
Walnuss	20 (1 Hv. bzw. 2 EL)	13	63	663
Haselnuss	20 (1 Hv. bzw. 2 EL)	12	62	644
Pistazien	20 (1 Hv. bzw. 2 EL)	10	52	594
Sesam	20 (1 Hv. bzw. 2 EL)	10	50	565
Sonnenblumenkerne, geschält	20 (1 Hv. bzw. 2 EL)	10	49	580
Erdnuss	20 (1 Hv. bzw. 2 EL)	10	48	564
Kürbiskerne	20 (1 Hv. bzw. 2 EL)	9	46	565
Cashewnuss	20 (1 Hv. bzw. 2 EL)	8	42	571
Mohn	20 (1 Hv. bzw. 2 EL)	8	42	477
Leinsamen, ungeschält	20 (1 Hv. bzw. 2 EL)	6	31	376
Gemüse				
Avocado	100		24	221
Oliven	20 (1 Hv. bzw. 2 EL)	3	14	138

Tab. 7.3b: Tierisches Fett

	Portion in g (Menge)	Fettanteil in g/Portion	Fettanteil in g/100g	kcal/100g
Fleisch/Geflügel/Wild				
Ente	100		17	227
Hackfleisch (Rind)	100		14	216
Schinken	100		4	125
Reh	100		4	122
Rinderfilet	100		4	121
Putenbrust	100		1	105
Fisch				
Hering	100		18	233
Thunfisch	100		16	226
Lachs	100		14	202
Makrele	100		12	182
Sardine	100		5	118
Karpfen	100		5	115
Forelle	100		3	103
Scholle	100		2	86
Zander	100		1	83
Milch(-produkte)				
Mozzarella	125	25	20	253
Emmentaler	60 (2 Sb.)	19	31	398
Schafskäse	75 (½ Pck.)	12	16	218
Schafmilch	150 (1 Glas)	9	6	97
Ziegenmilch	150 (1 Glas)	6	4	69
Kuhmilch/ Joghurt, 3,5 % Fett	150 (1 Glas)	6	4	64
Parmesan	20 (2 EL)	5	26	375
Butter	10 (1 EL)	4	40	388
Quark, 20 % Fett i. Tr.	50 (5 EL)	3	5	109

	Portion in g (Menge)	Fettanteil in g/Portion	Fettanteil in g/100g	kcal/100g
Frischkäse, körnig	50 (5 EL)	2	3	81
Eier				
Hühnerei	60 (1 Stück)	4	6	81

Tab. 7.3c: Fettreiche Nahrungsmittel mit hohem Anteil an ungesunden Fetten

	Portion in g (Menge)	Fettanteil in g/Portion
Bratwurst (Schwein)	100 (1 Stück)	29
Pommes frites	150 (1 Portion)	22
Salami	60 (4 kleine Sb.)	20
Croissant	75 (1 Stück)	18
Schmelzkäse	60 (2 Sb.)	14
Kartoffelchips	25 (1 Hv.)	10
Milchschokolade	20 (1 Reihe)	6
Mayonnaise, 50 % Fett	1 EL	5

Die Lebensmittel werden in absteigender Reihenfolge in Bezug auf die empfohlene Tagesmenge angegeben.

Die allgemeinen Tagesbedarfsempfehlungen gelten für Erwachsene ab 18 Jahren.

Tab. 7.4: Vitamine

Vitamin B_1			
Tagesbedarf: weiblich 1,0 mg/d, männlich 1,3 mg/d			
	mg/100 g Lebensmittel		**mg/100 g Lebensmittel**
Weizenkeime	2,0	Cashewnüsse	0,6
Sonnenblumenkerne	1,9	Schinken	0,6
Pinienkerne	1,3	Hafer	0,6
Sojabohnen	1,0	Kichererbsen	0,5
Erdnüsse	0,9	Linsen	0,5
Mohn	0,9	Hirse	0,4
Amaranth	0,8	Naturreis	0,4
Erbsen	0,8		

Vitamin B_2			
Tagesbedarf: weiblich 1,2 mg/d, männlich 1,5 mg/d			
	mg/100 g Lebensmittel		**mg/100 g Lebensmittel**
Weizenkeime	0,7	Makrele	0,4
Camembert	0,7	Kürbiskerne	0,3
Parmesan	0,6	Schafkäse	0,3
Mandeln	0,6	Frischkäse körnig	0,3
Sojabohnen	0,5	Erbsen	0,3
Gorgonzola	0,4	Schinken	0,3
Hühnerei	0,4	Linsen	0,3
Mozzarella	0,4		

Vitamin B_6			
Tagesbedarf: weiblich 1,2 mg/d, männlich 1,5 mg/d			
	mg/100 g Lebensmittel		**mg/100 g Lebensmittel**
Sojabohnen	1,0	Linsen	0,6
Lachs	1,0	Kichererbsen	0,6
Sardinen	1,0	Hirse	0,5
Kürbiskerne	0,9	Hühnerfleisch	0,5
Walnüsse	0,9	Rinderfilet	0,5
Sesam	0,8	Thunfisch	0,5
Makrele	0,6	Putenbrust	0,5
Sonnenblumenkerne	0,6		

Vitamin B_{12}			
Tagesbedarf: 3 µg/d			
	µg/100 g Lebensmittel		**µg/100 g Lebensmittel**
Makrele	9,0	Camembert	2,4
Hering	8,5	Rinderfilet	2,0
Thunfisch	4,3	Frischkäse, körnig	2,0
Emmentaler	3,1	Hühnerei	1,9
Lachs	2,9		

Folsäure			
Tagesbedarf: 400 µg/d			
	µg/100g Lebensmittel		**µg/100g Lebensmittel**
Weizenkeime	520	Spinat	145
Bohnen	200–550	Feldsalat	145
Grünkohl	187	Roggen	143
Linsen	170	Brokkoli	114
Erdnüsse	169	Spargel	108
Sojasprossen	160	Lauch	103
Erbsen	150	Wirsing	90

Vitamin C			
Tagesbedarf: 100 mg/d			
	mg/100 g Lebensmittel		**mg/100 g Lebensmittel**
Hagebutten	1250	Fenchel	93
Sanddorn	450	Blumenkohl	69
schwarze Johannis-beere	177	Erdbeeren	62
Petersilie	159	Spinat	51
Paprika	120	Orange	50
Brokkoli	115	Kiwi	46
Meerrettich	114	Honigmelone	32
Grünkohl	105		

Vitamin E			
Tagesbedarf: weiblich 12 mg/d, männlich 15 mg/d			
	mg/100 g Lebensmittel		**mg/100 g Lebensmittel**
Weizenkeimöl	185	Haselnuss	27
Sonnenblumenöl	50	Erdnussöl	26
Distelöl	48	Mandeln	25
Traubenkernöl	37	Sonnenblumenkerne	22
Maiskeimöl	31	Pinienkerne	14
Rapsöl	30	Olivenöl	13
Sojaöl	29	Erdnüsse	10
Sesamöl	28		

Tab. 7.5: Mineralstoffe

Calcium			
Tagesbedarf: 1000 mg/d			
	mg/100 g Lebensmittel		**mg/100 g Lebensmittel**
Hartkäse	>1000	Leinsamen	198
Sesam	783	getrocknete Feigen	190
Schafskäse	500	Rucola	160
Mozzarella	450	Bohnen (div.)	100–200
Haselnüsse	225	Kichererbsen	124
Amaranth	214	Kuhmilch	120
Kresse	214	Spinat	117
Grünkohl	212		

Magnesium			
Tagesbedarf: weiblich 310 mg/d, männlich 400 mg/d			
	mg/100 g Lebensmittel		**mg/100 g Lebensmittel**
Sonnenblumenkerne	420	Buchweizen	142
Kürbiskerne	402	Hafer	140
Sesam	347	Linsen	129
Amaranth	308	Hirse	123
Weizenkeime	285	Reis	119
Quinoa	276	Gerste	114
Bohnen (div.)	140–220	Weizen	97
Nüsse (div.)	135–270		

Kalium			
Tagesbedarf: 2000 mg/d			
	mg/100 g Lebensmittel		**mg/100 g Lebensmittel**
Bohnen (div.)	1337–1799	Rosinen	782
getrocknete Aprikosen	1370	Kichererbsen	756
Pistazien	1020	Basilikum	600
Erbsen	941	Spinat	554
Linsen	837	Grünkohl	490
Mandeln	835	Kartoffeln	411
Kürbiskerne	814	Banane	382
Quinoa	804		

Eisen			
Tagesbedarf: weiblich 15 mg/d, männlich 10 mg/d			
	mg/100 g Lebensmittel		**mg/100 g Lebensmittel**
Kürbiskerne	13	Hirse	7
Sesam, Mohn	10	Pfifferlinge	7
Amaranth	9	Sonnenblumenkerne	6
Weizenkeime	9	Bohnen (div.)	6
Leinsamen	8	Kichererbsen	6
Quinoa	8	Hafer	6
Linsen	8	Spinat	4
Pistazien	7		

Zink			
Tagesbedarf: weiblich 7 mg/d, männlich 10 mg/d			
	mg/100 g Lebensmittel		**mg/100 g Lebensmitte**
Mohn	8	Erbsen	3
Kürbiskerne	7	Parmesan	3
Leinsamen	6	Schafskäse	3
Emmentaler	5	Erdnuss	3
Rinderfilet	4	Walnuss	3
Haferflocken	4	Kichererbsen	2
Bohnen (div.)	3–4	Putenbrust	2
Linsen	3	Hühnerei	1

Selen			
Tagesbedarf: weiblich 60 µg/d, männlich 70 µg/d			
	µg/100 g Lebensmittel		**µg/100 g Lebensmittel**
Thunfisch	82	Emmentaler	11
Sardine	58	Haferflocken	10
Hering	43	Hühnerei	10
Makrele	39	Linsen	10
Scholle	32	Hühnerfleisch	10
Lachs	29	Kichererbsen	9
Bohnen (div.)	14–19	Buchweizen	8
Mais	12		

Literatur

Die Ausführungen in diesem Buch stützen sich zum Teil auf die folgende Literatur:

Bücher

Apolin, Martin: Mach das! Die ultimative Physik des Abnehmens, Ecowin, Salzburg 2014

Biesalski, Hans Konrad / Bischoff, Stephan C. / Puchstein, Christoph (Hg.): Ernährungsmedizin. Nach dem neuen Curriculum Ernährungsmedizin der Bundesärztekammer, Thieme Verlag, Stuttgart, 4. Auflage 2010

Chmelar, Robin D. / Fitt, Sally S.: Diet for Dancers. A Complete Guide to Nutrition and Weight Control, Princeton Book Company, Pennington 1995

Clark, Nancy: Ultimatives Ernährungsbuch. Mit Power ins Ziel, Meyer & Meyer Verlag, Aachen 2008

Colombani, Paolo: Fette Irrtümer. Ernährungsmythen entlarvt, Orell Füssli Verlag, Zürich, 2. Auflage 2010

Cremer, Monika: Essstörungen. Leitfaden für Eltern, Angehörige und Lehrkräfte, Bundeszentrale für gesundheitliche Aufklärung (BZgA), Köln 2011

Dunford, Marie: Fundamentals of Sport and Exercise Nutrition, Human Kinetics, Champaign (IL) 2010

Elmadfa, Ibrahim: Ernährungslehre, Eugen Ulmer Verlag, Stuttgart, 2. Auflage 2009

Elmadfa, Ibrahim / Leitzmann, Claus: Ernährung des Menschen. 300 Tabellen, Eugen Ulmer Verlag, Stuttgart, 4. Auflage 2004

Elmadfa, Ibrahim u. a.: Die große GU-Nährwert-Kalorien-Tabelle, Gräfe und Unzer, München 2011

Elmadfa, Ibrahim / Muskat, Erich / Fritzsche, Doris: E-Nummern & Zusatzstoffe, Gräfe und Unzer, München 2009

Enders, Giulia: Darm mit Charme. Alles über ein unterschätztes Organ, Ullstein Buchverlage, Berlin 2014

Fritzsche, Doris: Nahrungsmittel-Intoleranzen. Beschwerdefrei genießen, Gräfe und Unzer, München, 2. Auflage 2010

Gröber, Uwe: Metabolic Tuning statt Doping. Mikronährstoffe im Sport, Hirzel Verlag, Stuttgart 2008

Gröber, Uwe / Holick, Michael: Vitamin D. Die Heilkraft des Sonnenvitamins, Wissenschaftliche Verlagsgesellschaft, Stuttgart, 2. Auflage 2013

Hamm, Michael: Die richtige Ernährung für Sportler. Optimale Energie für maximale Leistung, riva Verlag, München 2009

Harris, James Arthur/Benedict, Francis Gano: A Biometric Study of Basal Metabolism in Man, Carnegie Institution of Washington, Washington 1919

Jeukendrup, Asker / Gleeson, Michael: Sport Nutrition. An Introduction to Energy Production and Performance, Human Kinetics, Champaign (IL), 2. Auflage 2010

Kasper, Heinrich: Ernährungsmedizin und Diätetik, Urban & Fischer Verlag, München, 10. Auflage 2004

Konopka, Peter: Sporternährung. Grundlagen, Ernährungsstrategien, Leistungsförderung, BLV-Verlag, München, 14. Auflage 2013

Koutedakis, Yiannis / Sharp, Craig N. C.: The Fit and Healthy Dancer, Wiley, Chichester 1999

Larson-Meyer, D. Enette: Vegetarian Sports Nutrition, Human Kinetics, Champaign (IL) 2007

Leitzmann, Claus / Keller, Markus / Hahn, Andreas: Alternative Ernährungsformen, Hippokrates Verlag, Stuttgart, 2. Auflage 2005

Mastin, Zerlina: Nutrition for the Dancer, Dance Books, Alton 2009

McNeill, G.: Energy. In: Garrow, John S. / James, William Philip Trehearne / Ralph, Ann (Hg.): Human Nutrition and Dietetics, Churchill Livingstone, Edinburgh, 9. Auflage 1993

Mikyskova, Barbara: Essstörungen in der Tanzwelt (Tschechischer Originaltitel: Poruchy příjmu potravy v tanečním světě). Dissertation, Academy of Performing Arts Prague, Prag 2013

Richtig Trinken im Sport. Informationszentrale Deutsches Mineralwasser (IDM), Berlin 2013

Simmel, Liane: Tanzmedizin in der Praxis. Anatomie, Prävention, Trainingstipps, Henschel Verlag, Leipzig, 4. Auflage 2014

Wunderer, Eva / Schnebel, Andreas: Interdisziplinäre Essstörungstherapie. Psychotherapie, medizinische Behandlung, sozialpädagogische Begleitung, Ernährungstherapie, Beltz, Weinheim 2008

Artikel

Beard, John / Tobin, Brian: Iron Status and Exercise. In: American Journal of Clinical Nutrition, 2000, 72(2), S. 594–597

Beck, Sarah / Redding, Emma / Wyon, Matthew: Methodological Considerations for Documenting the Energy Demand of Dance Activity: A Review. In: Frontiers in Psychology, 2015, 6, S. 568

Brown, Derrick / Wyon, Matthew: An International Study on Dietary Supplementation Use in Dancers. In: Medical Problems of Performing Artists, 2014, 29(4), S. 229–234

Brown, Derrick / Wyon, Matthew: The Effect of Moderate Glycemic Energy Bar Consumption on Blood Glucose and Mood in Dancers. In: Medical Problems of Performing Artists, 2014, 29(1), S. 27–31

Casa, Douglas J. u. a.: National Athletic Trainers' Association Position Statement: Fluid Replacement for Athletes. In: Journal of Athletic Training, 2000, 35(2), S. 212–224

Felber, Jörg u. a.: Ergebnisse einer S2k-Konsensuskonferenz der Deutschen Gesellschaft für Gastroenterologie, Verdauungs- und Stoffwechselerkrankungen (DGVS) gemeinsam mit der Deutschen Zöliakie-Gesellschaft (DZG) zur Zöliakie, Weizenallergie und Weizensensitivität. In: Zeitschrift für Gastroenterologie, 2014, 52, S. 711–743

Frusztajer, Nina T. u. a.: Nutrition and the Incidence of Stress Fractures in Ballet Dancers. In: American Journal of Clinical Nutrition, 1990, 51(5), S. 779–783

Glace, Beth / Kremenic, Ian / Liederbach, Marijeanne: Energy Conservation in Amenorrheic Ballet Dancers. In: Medical Problems of Performing Artists, 2006, 21(3), S. 97–104

Hincapié, Cesar / Cassidy, David: Disordered Eating, Menstrual Disturbances, and Low Bone Mineral Density in Dancers: A Systematic Review. In: Archives of Physical Medicine and Rehabilitation, 2010, 91, S. 1777–1789

Kraft, Eva-Maria: Gesund essen, tamed-Infoblatt Nr. 10, Darmstadt 2010

Kromeyer-Hauschild, Katrin u. a.: Perzentile für den Body-Mass-Index für das Kindes- und Jugendalter unter Heranziehung verschiedener deutscher Stichproben. In: Monatsschrift Kinderheilkunde, 2001, 149, S. 807–818

Kromeyer-Hauschild, Katrin: Referenzwerte für den Body-Mass-Index für Kinder, Jugendliche und Erwachsene in Deutschland. In: Adipositas, 2015, 9, S. 123–127

Lohman, Timothy G. / Going, Scott B.: Multicomponent Models in Body Composition Research: Opportunities and Pitfalls. In: Basic Life Sciences, 1993, 60, S. 53–58

Lukaski, Henry C.: Magnesium, Zinc, and Chromium Nutriture and Physical Activity. In: American Journal of Clinical Nutrition, 2000, 72(2), S. 585–593

Marra, Maurizio u. a.: Bioelectrical Impedance Phase Angle in Constitutionally Lean Females, Ballet Dancers and Patients with Anorexia Nervosa. In: European Journal of Clinical Nutrition, 2009, 63(7), S. 905–908

Milavic, Boris / Miletic, Alen / Miletic, Durdica: Impact of Body Mass Index on Body Image Dimensions: Results from a Body-Image Questionnaire Designed for Dancers. In: Medical Problems of Performing Artists, 2012, 27(2), S. 95–101

Misigoj-Durakovic u. a.: Body Physique and Composition in Premenarchal Ballerinas and Female Athletes in Aesthetic Sports, In: Medical Problems of Performing Artists, 2005, 20(4), S. 175–179

Nattiv, Aurelia u. a. (American College of Sports Medicine Position Stand): The Female Athlete Triad. In: Medicine & Science in Sports & Exercise, 2007, 39, S. 1867–1882

Negro, Massimio u. a.: Sports Nutrition Science: An Essential Overview. In: Progress in Nutrition, 2013, 15(1), S. 3–30

Nordin-Batesa, Sanna M. / Walkera, Imogen J. / Redding, Emma: Correlates of Disordered Eating Attitudes Among Male and Female Young Talented Dancers: Findings From the UK Centres for Advanced Training. In: Eating Disorders, 2011, 19(3), S. 211–233

Potter, Ann B. / Lavery, Ellen S. / Bell, Ronny A.: Body Fat and Body Mass Index Measurements in Preprofessional Dance Students: A Comparison of Formulas. In: Medical Problems of Performing Artists, 1996, 11(2), S. 43–46

Public Health England in association with the Welsh Government, the Scottish Government and the Food Standards Agency in Northern Ireland: The eatwell plate, London 2014 https://www.gov.uk/government/publications/the-eatwell-plate-how-to-use-it-in-promotional-material (letzter Zugriff am 3.12.2015)

Raithel, Martin u. a.: The Malabsorption of Commonly Occurring Mono and Disaccharides – Levels of Investigation and Differential Diagnosis. In: Deutsches Ärzteblatt International, 2013, 110(46), S. 775–782

Rodriguez, Nancy R. / DiMarco, Nancy M. / Langley, Susie: Nutrition and Athletic Performance. In: Medicine and Science in Sports and Exercise, 2009, 41(3), S. 709–731

Schuppan, Detlef / Zimmer, Klaus-Peter: The Diagnosis and Treatment of Celiac Disease. In: Deutsches Ärzteblatt International, 2013, 110(49), S. 835–846

Sousa, Mónica u. a.: Nutrition and Nutritional Issues for Dancers. In: Medical Problems of Performing Artists, 2013, 28(3), S. 119–123

Wyon, Matthew u. a.: The Influence of Winter Vitamin D Supplementation on Muscle Function and Injury Occurrence in Elite Ballet Dancers: A Controlled Study, Journal of Science and Medicine in Sport, 2014, 17(1), S. 8–12

Empfehlenswerte Internetlinks

www.dge.de – DGE – Deutsche Gesellschaft für Ernährung

www.oege.at – ÖGE – Österreichische Gesellschaft für Ernährung

www.sge-ssn.ch – Schweizerische Gesellschaft für Ernährung

www.sfsn.ch – Swiss Forum Sport Nutrition

www.in-form.de – Deutschlands Initiative für gesunde Ernährung und mehr Bewegung

www.was-wir-essen.de – aid infodienst, Ernährung, Landwirtschaft, Verbraucherschutz e. V.

www.danceuk.org – Englische Website von Dance UK. Unter der Rubrik „Healthier Dancer Programme" findet man Nützliches zur Ernährung für Tänzer.

www.fitfordance.de – Website des Instituts für TanzMedizin „Fit for Dance" in deutscher und englischer Sprache. Die Rubrik „Institut" bietet zahlreiche Publikationen zu Themen der Tanzmedizin.

www.iadms.org – Englische Website der International Association for Dance, Medicine & Science

www.tamed.de – Website von tamed, TanzMedizin Deutschland e.V., der deutschsprachigen Organisation für Tanzmedizin mit Informationen zur Gesundheit im Tanz

Anlaufstellen bei Essstörungen

www.bundesfachverbandessstoerungen.de – Zusammenschluss aus Ärzten, Therapeuten und Beratern, die sich auf den Bereich Essstörungen spezialisiert haben

www.bzga-essstoerungen.de – Bundeszentrale für gesundheitliche Aufklärung. Informationen für Betroffene, Eltern, Angehörige und Lehrkräfte. Deutschlandweit können Adressen von Beratungsstellen abgerufen werden.

www.essstoerungshotline.at – Programm für Frauengesundheit der Stadt Wien. Anonyme und kostenlose Telefonberatungsstelle. Überblick über Beratungssteller in ganz Österreich

www.netzwerk-essstoerungen.at – Erstinformation, Beratung, Hotline, Veranstaltungen. Überblick über Beratungsstellen in Österreich, Deutschland, Schweiz und weltweit

www.netzwerk-essstoerungen.ch – Informationen zu Essstörungen, Ratgeber, Veranstaltungen. Überblick über Beratungsstellen in der Schweiz und weltweit

Register

Dank

An der Entstehung dieses Buches waren viele Menschen beteiligt, einige auch ohne es zu wissen. Unser besonderer Dank gilt …

… allen Tänzern, Tanzstudenten und Tanzpädagogen, die uns mit ihren Fragen und Anliegen dazu angeregt haben, dieses Buch zu schreiben.

… unseren Freunden und Kollegen Christine Ausserhuber, Dr. Heike Kaupp, Andreas Starr und Maria Tsoukis, die dieses Buch während seiner Entstehung gelesen und mit ihren Anmerkungen und Vorschlägen zu seiner jetzigen Form beigetragen haben.

… Anna Holter für den Witz und die Ironie ihrer liebevollen Skizzen, mit denen sie das Buch zu einem Augenschmaus werden ließ.

… Susanne Van Volxem, die als Programmleiterin des Henschel Verlags die Realisation des Buches auf den Weg brachte.

… unserer Lektorin Paula Eisler sowie den Praktikantinnen May-Britt Andreasson und Sabine Schäferle, die mit wachem Blick und aufmerksamen Nachfragen die Entstehung dieses Buches vorangebracht haben.

… Christine Popper und Ralf Becker vom Hahnemann-Therapeutikum in Korfu sowie Rola Hahn und Peter Voth, die es ermöglicht haben, dass ein Teil des Buches bei strahlendem Sonnenschein und Meeresblick entstehen konnte.

Lianes persönlicher Dank:

Ich danke meinem Mann Hans-Klaus, der mich durch alle Höhen und Tiefen begleitet und meine Leidenschaft für den Tanz stets unterstützt. Bei der Entstehung dieses Buches haben mich sein offenes Ohr und seine Liebe getragen.

Evas persönlicher Dank:

Ich danke Stefan, dessen Liebe und Vertrauen mich immer wieder Unvorstellbares erleben lassen und der mich während der Entstehung dieses Buches auf vielfältigste Weise unterstützt hat, sowie meinen Eltern, die mich immer meine Träume leben haben lassen.

Zu den Autorinnen

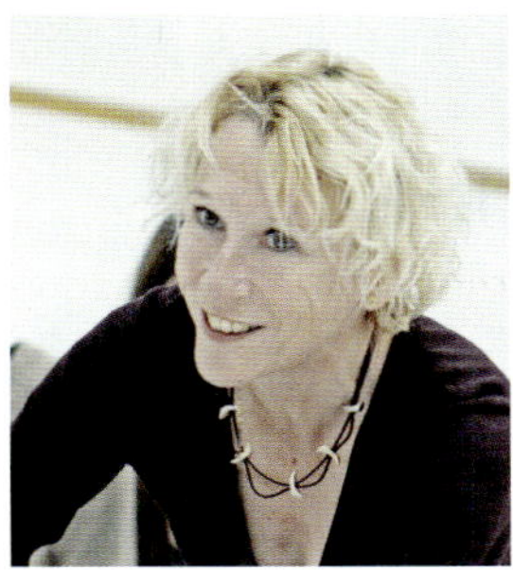

Dr. med. Liane Simmel ist Ärztin, Osteopathin und ehemalige professionelle Tänzerin. Sie studierte Tanz u. a. an der Hochschule für Musik und Theater München und bei Merce Cunningham in New York. Fast zwei Jahrzehnte arbeitete sie als Tänzerin und Choreografin. Noch während ihres Engagements am Theater begann sie mit dem Medizinstudium. Heute ist sie als Tanzmedizinerin mit den Schwerpunkten Osteopathie, Spiraldynamik und Sportmedizin in eigener Praxis in München niedergelassen. Als Leiterin des Instituts für Tanzmedizin „Fit for Dance" liegt ihr Focus auf der Prävention und Therapie von Tanzverletzungen. Liane Simmel ist Medical Consultant und Lehrbeauftragte für Tanzmedizin an der Ballettakademie der Hochschule für Musik und Theater München sowie Mitglied des Lehrkörpers der Palucca Hochschule für Tanz Dresden und der Züricher Hochschule der Künste. Sie ist Gründungsmitglied von tamed, Tanzmedizin Deutschland e. V., der weltweit größten nationalen Organisation für Tanzmedizin, deren Aufbau und Entwicklung sie als Vorstand über 15 Jahre geprägt hat. Ihr Buch „Tanzmedizin in der Praxis" hat sich zu einem Standardwerk in der deutsch- und englischsprachigen Tanzszene entwickelt. Für ihre Pionierarbeit im Bereich Tanzmedizin wurde sie 2016 mit dem Anerkennungspreis des Deutschen Tanzpreises ausgezeichnet.

www.fitfordance.de

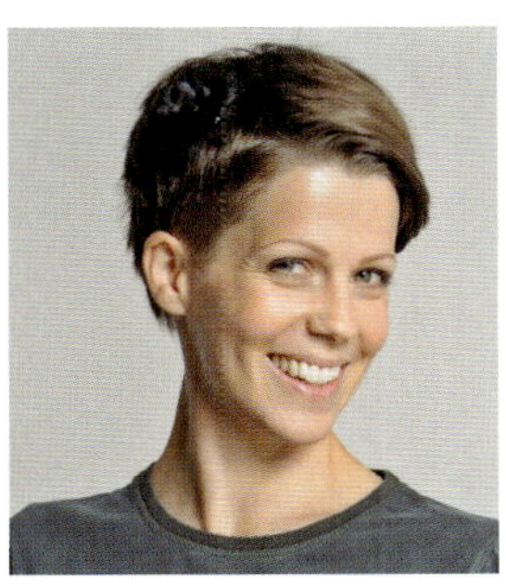

Eva-Maria Kraft, BA, ist Ernährungstrainerin mit dem Schwerpunkt „Ernährung im Tanz", Tanzpädagogin, freischaffende Tänzerin und Cranio-Sacral-Praktikerin. Sie tanzt seit ihrem dritten Lebensjahr, studierte „Pädagogik für Zeitgenössischen Tanz" an der Konservatorium Wien Privatuniversität und absolvierte im Anschluss ihre Ausbildungen zur Ernährungstrainerin und Cranio-Sacral-Praktikerin. Eva-Maria Kraft betreibt eine Praxis für Ernährung und Cranio-Sacrale Körperarbeit in Wien und betreut dort großenteils Tänzer, Tanzpädagogen, Tanzstudenten und deren Eltern. Zudem begleitet sie professionelle Tanz-, Musical- und Schauspielausbildungsstätten und deren Studenten, Dozenten und Betreuer mit regelmäßigen Ernährungs-Workshops und Seminaren. Seit 2010 hält sie Vorträge zum Thema „Ernährung im Tanz" auf Tanzkongressen, -festivals und -fortbildungen im In- und Ausland. Tanzpädagogisch ist Eva-Maria Kraft seit 2002 tätig und unterrichtet im Ausbildungs- und Laienbereich die Fächer Zeitgenössischer Tanz, Zeitgenössisches Ballett und Chladek®-Technik. Sie ist Mitgründerin der Tanzräume und des Kunstvereins „salon emmer" in Wien sowie erste Vorsitzende der „Österreichischen Berufsvereinigung für Tanzpädagogik".

www.evamaria-kraft.at